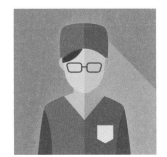

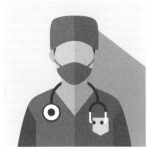

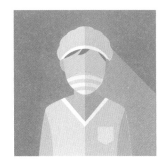

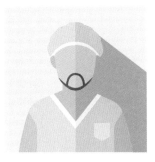

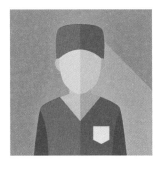

국립중앙
의료원 필기
시험

실력평가
모의고사
3회분

국립중앙의료원

실력평가 모의고사

개정판 발행	2023년 11월 10일	
개정2판 발행	2024년 07월 01일	

편 저 자 │ 간호시험연구소
발 행 처 │ ㈜서원각
등록번호 │ 1999-1A-107호
주　　소 │ 경기도 고양시 일산서구 덕산로 88-45(가좌동)
교재주문 │ 031-923-2051
팩　　스 │ 031-923-3815
교재문의 │ 카카오톡 플러스 친구[서원각]
홈페이지 │ goseowon.com

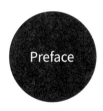
국립중앙의료원은 1958년 스칸디나비아 3국의 인류애를 바탕으로 건립되어, 65년의 역사를 품고 새로운 100년을 설계하고 있으며 '국립중앙의료원 신축이전 및 중앙감염병병원 건립사업 설계공모' 최종 당선작을 선정하는 등 새로운 국가중앙병원 건립에 속도를 내고 있다. 국립중앙의료원 채용시험은 1차 서류전형에서 응시자격 등을 평가하고 2차 필기시험·인성검사, 3차 최종면접으로 이루어진다. 2차 필기시험은 간호실무 전공시험과 NCS직업기초능력검사, 인성검사이며 간호실무 전공시험 과목은 성인간호학 28문항, 기본간호학 6문항, 정신간호학 6문항으로 총 40문항이 출제된다. NCS직업기초능력검사 시험은 의사소통능력 5문항, 문제해결능력 5문항, 정보능력 5문항으로 총 15문항이 출제된다. 인성검사는 팀워크, 정직성, 몰입, 배움욕구 등 173문항이 출제된다. 시험 시간은 각각 50분, 20분, 30분으로 총 100분이며 필기시험은 100점 환산 기준으로 40점 미만일 경우 불합격 처리된다. 이에 본서는 출제유형에 맞춰 문항을 구성하고 실전에 대비할 수 있도록 했다.

합격을 향해 고군분투하는 수험생들에게 힘이 되는 교재가 되기를 바라며 서원각이 진심으로 응원합니다.

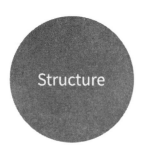

Structure

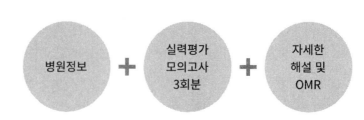

병원정보 **+** 실력평가 모의고사 3회분 **+** 자세한 해설 및 OMR

병원 정보를 상세하게 확인하세요!

면접 기출유형을 한눈에 확인하세요!

과목별 기출유형 문제로 구성된 모의고사로 학습하세요.

회독 횟수와 오답수를 체크하세요!

한 회차의 정답을 한눈에 확인하세요!

실전 연습을 위한 답안지를 확인하세요!

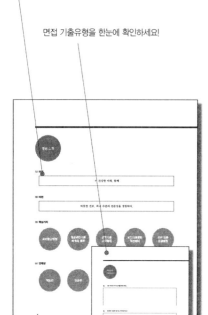

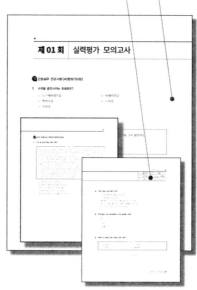

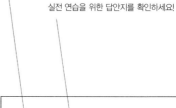

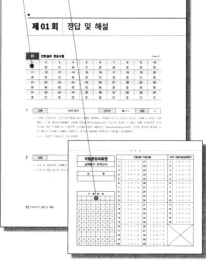

국립중앙의료원 정보

국립중앙의료원의 전반적인 정보와 확인해보세요!

실력평가를 위한 3회분 모의고사

국립중앙의료원의 출제유형에 따라 구성한 3회분 모의고사입니다. 시간과 배점을 고려하여 실전처럼 풀어보세요!

해설 및 OMR 답안지

문항별 상세한 해설로 오답과 정답에 따른 근거를 확인해보세요! 수록된 OMR 카드로 실전처럼 연습할 수 있습니다.

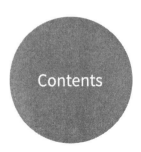

Contents

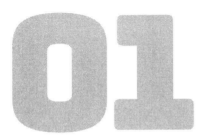

C H A P T E R

01

실력평가 모의고사

———

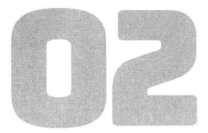

C H A P T E R

02

정답 및 해설

———

OMR 제공

모의고사를 풀어본 후에 수록된 OMR 답안지에 작성해보세요.
시간에 유의하여 실제 시험처럼 준비해보세요!

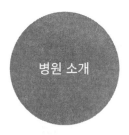

병원 소개

(1) 미션

> 더 건강한 미래, 함께

(2) 비전

> 국민 모두의 건강을 함께 꿈꾸고
> 내일의 변화를 위해 한 발 앞서 움직입니다.

(3) 핵심가치

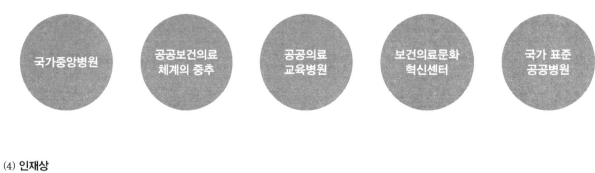

국가중앙병원 | 공공보건의료 체계의 중추 | 공공의료 교육병원 | 보건의료문화 혁신센터 | 국가 표준 공공병원

(4) 인재상

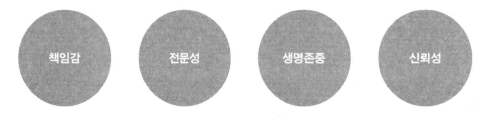

책임감 | 전문성 | 생명존중 | 신뢰성

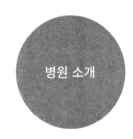

(5) 환자의 권리 및 의무

① 환자는 생명이 존중되어야 하며, 존엄한 인간으로서 대우받을 권리가 있다.

② 환자는 의료진으로부터 질병의 진단, 치료계획, 결과, 예후에 대한 설명을 권리가 있다.

③ 환자는 의료진으로부터 받게 되는 치료, 검사, 수술, 입원 등에 대한 설명을 듣고 시행여부를 선택할 권리가 있다.

④ 환자는 진료를 통해 알려진 진료내용 및 사생활의 비밀을 보호받을 권리가 있다.

⑤ 환자는 진료 제공 시 환자가 지켜야 할 치료계획을 준수하고 치료계획 불응 시 발생한 결과에 대한 책임이 있다.

⑥ 환자는 원내규정을 준수하고 병원직원 및 다른 환자에 대한 존중, 병원과 직결된 시 재정적 의무에 대한 책임이 있다.

(6) 국립중앙의료원의 임무

① 공공보건의료에 관한 임상진료 지침의 개발 및 보급

② 노인성질환의 예방 및 관리

③ 희귀난치질환 등 국가가 특별히 관리할 필요가 있다고 인정되는 질병에 대한 관리

④ 감염병 및 비감염병 또는 재난으로 인한 환자의 진료 등의 예방과 관리

⑤ 남북의 보건의료 협력과 국제 보건의료 관련 국내외 협력

⑥ 민간 및 공공보건의료기관에 대한 기술 지원

⑦ 진료 및 의학계, 한방진료 및 한의학계 관련 연구

⑧ 전공의 수련 및 의료인력의 훈련

⑨ 「응급의료에 관한 법률」제25조에 따른 응급의료에 관한 각종 사업의 지원

⑩ 「모자보건법」제10조의6에 따른 고위험 임산부 및 미숙아등의 의료지원에 필요한 각종 사업의 지원

⑪ 「공공보건의료에 관한 법률」제21조에 따른 공공보건의료에 관한 각종 업무의 지원

⑫ 그 밖에 공공보건의료에 관하여 보건복지부장관이 위탁하는 사업

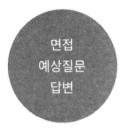

Q 간호란 무엇이라고 생각하는지 말해보시오.

간호의 근본이념은 인간 생명의 존엄성 및 기본권을 존중하고 옹호하는 것이므로 간호는 건강의 회복·유지·증진, 질병 예방을 위해 도움을 주는 활동입니다.

Q 간호사에게 필요한 덕목을 말해보시오.

환자에게 간호를 제공할 때 신뢰가 바탕이 되어야 하므로 정직과 성실이 간호사에게 필요한 덕목이라고 생각합니다.

Q 타부서 직원과 협력하는 방법을 말해보시오.

타부서와 연락할 경우에는 서로를 배려하는 태도가 가장 중요합니다. 오해의 소지를 차단하며 서로를 이해하고 존중하며 친절하게 서로의 의견을 제시합니다.

Q Side rail(침상 난간)을 올리기 싫다고 하는 환자 대처법을 말해보시오.

먼저 side rail을 올리고 싶지 않은 이유를 물어보고 해결할 수 있는 부분이라면 해결 후 올릴 수 있도록 . 이후, 낙상 예방을 위해 side rail에 대한 교육을 진행합니다.

Q 선배 간호사가 병원 지침을 다르게 행동할 경우 대처법을 말해보시오.

선배 간호사에게 병원 지침과 다를 경우에는 잘못 되었음을 알리고 지침에 따라 원칙과 절차를 준수할 수 있도록 도와야 합니다.

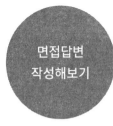

면접답변
작성해보기

Q 1분 이내로 자기소개를 해보세요.

Q 본원에 지원한 동기는 무엇인가요?

Q 갈등을 해결해 본 경험이 있나요? 있다면 사례와 함께 설명해보세요.

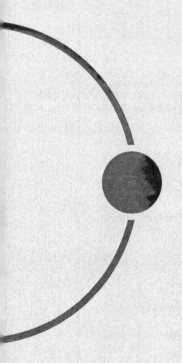

PART

01

실력평가 모의고사

제 01 회 | 실력평가 모의고사

① 간호실무 전공시험 [40문항/50분]

1 수면을 증진시키는 호르몬은?

① 노르에피네프린   ② 아세틸콜린

③ 멜라토닌   ④ 도파민

⑤ 코티졸

2 Z-track 근육주사방법에 대한 설명으로 옳은 것은?

> **보기**
>
> ㉠ 약물로 인한 피하조직의 자극을 최소화하고, 통증을 감소시키는 근육 주사 방법이다.
> ㉡ 주삿바늘에 주사약이 묻은 경우 새 주삿바늘로 교체한다.
> ㉢ 주사시 주삿바늘을 신체와 최대한 가까이 한다.
> ㉣ 주사 후에는 약물흡수를 돕기 위해 알코올 솜으로 마사지를 한다.

① ㉠   ② ㉠㉡

③ ㉡㉢   ④ ㉠㉣

⑤ ㉡㉢㉣

3 흡인요법 목적으로 옳지 않은 것은?

① 무기폐 예방과 치료

② 호흡 기능 증진 및 환기 도모

③ 분비물 채취를 통한 진단적 검사

④ 분비물 축적에 의한 감염 방지

⑤ 기도 내 분비물 제거로 기도 개방 유지

제한 시간	70분
맞힌 문항	_____ / 55문항
회독 수	1 □ 2 □ 3 □

4 욕창 간호로 옳지 않은 것은?

① 2시간마다 환자의 체위를 변경한다.

② 고단백 영양을 공급한다.

③ 에어매트리스를 적용하여 신체부위 압박을 완화한다.

④ 뼈 돌출 부위의 체중 경감을 위해 도넛베개를 사용한다.

⑤ 뼈가 돌출된 부위는 마사지를 금지한다.

5 문제 중심 기록 SOPAIE에서 'O'에 해당하는 것은?

① 체온 38.5℃

② 두통

③ 소양감

④ 항생제 투여

⑤ 오심

6 ABGA 시 채혈을 하는 부위로 옳은 것은?

────────── 보기 ──────────
ㄱ 요골동맥   ㄴ 척골동맥
ㄷ 상완동맥   ㄹ 대퇴동맥
──────────────────────────

① ㄱㄴ   ② ㄱㄷ

③ ㄱㄴㄹ   ④ ㄱㄷㄹ

⑤ ㄱㄴㄷㄹ

7 다음 대화에서 간호사가 사용한 치료적 의사소통 기법은?

> ─────── 보기 ───────
>
> 대상자 : "이제 곧 편안해 질 거예요."
> 간호사 : "편안해진다는 것이 무엇을 의미하는지 잘 모르겠습니다. 무슨 의미인지 자세히 설명해 주시겠습니까?"

① 반영
② 초점 맞추기
③ 직면
④ 명료화
⑤ 요약

8 의식과 성격의 구조에 대한 설명으로 옳지 않은 것은?

① 무의식은 역동적이고 활동적이다.
② 전의식은 의식 밖에 있으나 집중하면 의식화되는 상태이다.
③ 초자아는 가장 먼저 완성되는 자아이다.
④ 이드는 원시적이고 본능적인 것을 추구한다.
⑤ 자아는 합리적, 현실적, 논리적 사고를 하게 한다.

9 체중 감소에 집착하지 않고, 배가 고프지 않아도 과다한 식사를 하며, 우울한 사고가 두드러지는 섭식장애는?

① 이식증
② 반추장애
③ 폭식장애
④ 신경성 폭식증
⑤ 신경성 식욕부진

10 "더 이상 살고 싶지 않아요."라고 말하는 대상자에게 적절한 간호중재는?

① 생각을 정리할 수 있도록 혼자만의 시간을 제공한다.

② 규칙적으로 병실을 순회하여 관찰한다.

③ 직접적으로 자살계획이나 생각에 대해 묻지 않는다.

④ 우울환자의 급작스러운 행동변화 긍정적인 신호로 인식한다.

⑤ 위험한 도구를 제거하고 안전한 환경을 조성한다.

11 우울증 진단을 받은 환자에게 옳은 간호중재는?

① 혼자 감정을 정리하도록 한다.

② 적극적으로 접근하여 활동을 종용한다.

③ 동정심을 드러내어 환자를 위로한다.

④ 반응이 없더라도 옆에서 대화를 한다.

⑤ 우울한 모습을 보여 공감대를 형성한다.

12 양극성장애로 리튬(Lithium) 약물치료를 시작한 대상자에게 간호사가 교육할 내용으로 적절한 것은?

① "리튬은 항조증제로 증상이 있을 때만 복용하세요."

② "오심, 구토, 설사, 식욕부진, 운동실조가 나타나는지 주의 깊게 관찰하세요."

③ "고용량에서 저용량으로 감량해야 이상반응을 예방할 수 있습니다."

④ "심장, 신장, 갑상선 기능에 영향을 미치지 않습니다."

⑤ "약물을 복용하는 동안에는 수분섭취를 제한하세요."

13 대동맥판막 협착에 대한 설명으로 옳은 것은?

① 3대 대표 증상으로 DOE, 협심증, 운동 시 실신이 있다.
② 우심부전의 증상은 주로 질병 초기 단계에 나타난다.
③ 약물을 통해 근본적인 치료가 가능하다.
④ 초기 증상으로 피로, 허약감, 기좌호흡, 발작성 야간호흡 등이 있다.
⑤ 주로 젊은 남성에게 호발한다.

14 결핵균 감염 여부를 위한 투베르쿨린 반응검사에 대한 설명으로 옳지 <u>않은</u> 것은?

① 투베르쿨린액 0.1mL를 전박 내측에 피내주사 한다.
② 피내주사 후 48 ~ 72시간 후에 판독한다.
③ 양성 반응은 항산균 항체가 있다는 것을 의미한다.
④ 경결의 직경이 10mm 이상이면 음성이다.
⑤ BCG 접종여부에 따라 위양성이 나올 수 있다.

15 크론병(Crohn's disease)에 대한 설명으로 옳은 것은?

① 결장 전체와 대장의 점막과 점막하에서만 발생하는 질환이다.
② 주 증상은 하루 10 ~ 20회 이상의 출혈을 동반한 설사이다.
③ 반고형 대변으로 대변에서 악취가 심하거나 지방이 많다.
④ 좌하복부의 압통, 경련 등의 증상이 있다.
⑤ 대부분 암으로 진행된다.

16 다음 중 급속 이동 증후군(Dumping Syndrome) 간호중재로 옳은 것은?

① 반좌위 자세로 식사하고, 식후 누워있도록 한다.

② 저지방, 저단백, 고탄수화물 식이를 하도록 한다.

③ 국물이 많은 음식을 권장한다.

④ 식후 1시간은 수분 섭취를 제한한다.

⑤ 수술 후 소화가 잘되는 유동식보단 바로 일반 식이를 하는 것이 좋다.

17 척추 $S_2 \sim S_4$의 운동신경 병변으로 인해 발생하며, 방광감각신경은 가지고 있어 통증이 있어도 배뇨를 할 수 없는 방광장애로 옳은 것은?

① 감각마비성 방광장애

② 억제불능성 신경성 방광장애

③ 운동마비성 방광장애

④ 자율신경성 방광장애

⑤ 반사성 신경성 방광장애

18 동정맥루를 가진 환자의 간호로 옳은 것은?

① 동정맥루를 가진 팔에 정맥주사, 채혈 또는 혈압을 측정해도 무관하다.

② 일주일에 한 번씩 진동(thrill) 및 잡음(bruit)을 청진한다.

③ 수술 직후 원활한 혈액순환을 위해 동정맥루를 가진 팔을 상승시킨다.

④ 동정맥루 수술 후 다음날부터 투석이 가능하다.

⑤ 수술 직후부터 공 주무르기 운동 등의 운동을 시행한다.

19 유방암의 위험요인으로 옳지 않은 것은?

① 브래지어 장시간 착용

② 12세 이전의 조기 초경

③ 자궁내막암

④ 난소암

⑤ 잦은 음주

20 급성 신부전의 기관별 증상으로 옳지 않은 것은?

① 호흡기계 : 폐부종, 폐출혈

② 심장계 : 심장부정맥

③ 혈액계 : BUN과 혈청크레아티닌의 감소

④ 요로계 : 무뇨와 핍뇨

⑤ 위장관계 : 식욕부진, 구토

21 특별한 이유 없이 뇌 속 특정 혈관이 막히는 만성 진행성 뇌혈관질환으로, 특히 4세 중심의 소아에서 많이 발생하는 질병은?

① 일과성 허혈성 발작

② 뇌혈관연축

③ 뇌동맥류

④ 뇌동정맥 기형

⑤ 모야모야병

22 졸음이 오는 상태의 환자가 내원했다. 자극에 대한 반응이 느리며, 질문이나 통각 자극에 반응은 하지만 외부자극이 없으면 눈을 감고 행동이 줄어든다. 이 환자의 의식수준으로 적절한 것은?

① 혼수
② 반혼수
③ 혼미
④ 기면
⑤ 명료

23 파킨슨병이 있는 환자에 대한 설명으로 적절한 것은?

① 혈액검사 시 아세틸콜린 수용체의 항체가 증가한다.
② 전신에 힘이 없이 축 늘어진다.
③ 보폭이 좁아져 종종거리는 걸음으로 걷는다.
④ 골격근이 약화되나 휴식을 취하면 회복된다.
⑤ 늑골 근육과 횡경막이 약화되면서 폐활량이 감소한다.

24 혈전증 및 색전증의 치료제로 사용되는 Heparin에 대한 설명으로 옳지 않은 것은?

① aPTT를 주기적으로 확인해야 한다.
② 출혈의 부작용이 있다.
③ antithrombinⅢ 의 항응고 작용을 촉진 한다.
④ 혈소판 감소증이 나타날 수 있다.
⑤ 임신 중에는 사용하면 안 된다.

25 메니에르 환자의 간호중재로 옳지 않은 것은?

① 침대 난간을 올려 낙상을 방지한다.

② 현기증 유발 동작을 삼간다.

③ 저염식이를 권장하고 커피와 홍차 섭취를 제한한다.

④ 갑작스러운 현훈 시 평평한 바닥에 누워 증상이 사라질 때까지 눈을 감고 있도록 한다.

⑤ 항히스타민제를 복용하여 어지러움을 완화한다.

26 방사선 검사로 확인할 수 있는 근골격계 상태가 아닌 것은?

① 탈구

② 골절

③ 뼈의 변형

④ 회전근개 파열

⑤ 관절면의 골극

27 다음 중 세포 간 운반체 역할을 하는 분자의 집단으로, 항바이러스작용을 하며 정상적인 세포와 악성 세포 모두의 증식을 하향 조절하는 것은?

① 보체

② 림프구

③ 인터페론

④ 단핵구

⑤ 호중구

28 알레르기 환자에게 탈감작 요법 시 주의할 사항으로 옳지 않은 것은?

① 항원용 용액을 냉장에 보관한다.

② 주사 후 20분간 환자를 관찰한다.

③ 최대 농도에서 소량으로 단계적 감량한다.

④ 주사 시 아나필락틱 쇼크에 대비한다.

⑤ 환자가 치료계획을 지키지 않았을 경우 다시 계획한다.

29 백내장 환자 수술 후 간호로 옳지 않은 것은?

① 수면 중 보호용 안대를 착용하도록 한다.

② 수술 부위의 출혈 양상을 관찰한다.

③ 수술 받은 쪽으로 눕게 한다.

④ 밝은 환경에 노출될 경우, 선글라스를 착용한다.

⑤ 수술 후 한 달가량은 염색을 금지한다.

30 심장의 전기생리학적 특성으로 옳지 않은 것은?

① 흥분성

② 자동성

③ 수축성

④ 불응성

⑤ 유지성

31 흉막염의 증상으로 옳지 않은 것은?

① 전신 쇠약감

② 옆구리 통증

③ 호흡곤란

④ 고열

⑤ 고혈압

32 류마티스 관절염과 골관절염에 대한 설명으로 옳은 것은?

① 류마티스 관절염은 아침에 1시간 이상 지속되는 조조강직이 나타난다.

② 류마티스 관절염은 증상이 비대칭적이다.

③ 류마티스 관절염은 만성적, 비염증성 질환이다.

④ 골관절염은 염증 제거를 위해 스테로이드를 사용할 수 있다.

⑤ 골관절염은 젊은 여성들에게 호발한다.

33 다음 중 50대 남성의 대동맥박리 환자에게 수행할 간호로 옳지 않은 것은?

① 활력징후를 측정한다.

② 의식 수준 변화를 모니터링한다.

③ Morphine으로 통증을 조절한다.

④ 심낭압전의 증상이 있는지 확인한다.

⑤ 항히스타민제를 투여하면서 혈압을 관찰한다.

34 게실염으로 입원한 80세 환자에게 수행할 간호로 옳지 않은 것은?

① 고섬유식이
② 배변완화제
③ Morphine sulfate 투여
④ 비위관 삽입
⑤ 외과적 시술

35 다음에 해당하는 췌장암 수술로 옳은 것은?

――― 보기 ―――

　췌장의 머리 쪽에 암세포가 있을 경우 시행하며, 췌장의 머리와 십이지장, 소장 일부, 위 하부, 총담관, 담낭을 절제하여 남은 각 부분을 소장과 연결한다.

① Whipple operation
② Pylorus-preserving pancreaticoduodenetomy
③ Total pancreatectomy
④ Distal pancreatectomy
⑤ Hartman's operation

36 면역글로불린(Ig) 중 과민 반응을 유도하며 비만세포와 결합하는 것은?

① Ig G
② Ig A
③ Ig M
④ Ig E
⑤ Ig D

37 달걀을 섭취하자마자 호흡곤란과 피부 가려움을 호소하는 환자가 입원했다. 빈맥에 혈압이 75/50mmHg 이다. 이 환자의 사정결과는?

① 아나필락틱 쇼크　　　　　　　　② 패혈성 쇼크

③ 면역복합체성 과민반응　　　　　④ 지연성 과민반응

⑤ 심인성 쇼크

38 견과류를 먹은 여성이 입술이 붓고 쉰 목소리가 나며 목안에 혹이 있는 느낌이라고 표현한다. 안절부절못 하며 불안해하고 어지러움을 호소할 때 간호중재로 적절하지 않은 것은?

① 마스크로 고농도 산소를 공급한다.

② 혈압강하제를 정맥으로 투여한다.

③ 에피네프린 0.3 ～ 0.5mL를 피하로 투여한다.

④ 생리식염수나 혈장증량제를 정맥으로 투여한다.

⑤ 기도를 확보하고 똑바로 앉는 자세를 취하게 한다.

39 대상포진에 대한 설명으로 옳지 않은 것은?

① 중추감각의 신경로를 따라서 발생한다.

② 병변이 비대칭적으로 발생한다.

③ 면역력이 약한 대상자에게 나타난다.

④ 합병증으로 신경통, 안면마비 등이 발생할 수 있다.

⑤ 항히스타민제 투여로 증상을 완화시킬 수 있다.

40 임종 환자의 일반적인 특성으로 옳지 않은 것은?

① 서맥　　　　　　　　　　　　　② 빈호흡

③ 소변량 감소　　　　　　　　　　④ 혈압 저하

⑤ 실금

1 다음 중 글의 주제로 옳은 것은?

───── 보기 ─────

　당뇨병은 인슐린 분비량이 부족하거나 정상적인 기능이 이루어지지 않는 대사질환의 일종으로, 혈액 중 포도당(혈액)의 농도가 높아 여러 증상 및 징후를 유발한다. 세계적으로 당뇨병 인구가 증가하고 있는데, 우리나라 역시 사회경제적인 발전으로 과식, 운동부족, 스트레스 증가 등으로 인해 당뇨병 인구가 늘어나고 있는 추세다. 발병 원인은 명확하게 규명되어 있지 않지만, 현재까지 밝혀진 바에 의하면 유전적 요인이 가장 가능성이 크다. 당뇨병 환자가 고혈당, 지질이상, 고혈압, 비만 등을 조절하지 못하면 망막증, 신증, 신경병증이나 뇌혈관질환, 관상동맥질환 등 만성 합병증으로 진행된다. 이러한 위험인자를 조절하기 위해서는 식사요법, 운동요법, 약물요법 등으로 환자 스스로 지속적인 자기관리를 할 수 있어야 한다. 이 가운데 당뇨병 교육 프로그램의 일환으로 수행되고 있는 식사요법은 제2형 당뇨병의 주 치료법으로, 이를 잘 수행하는 환자들은 대사이상이 호전되었으며 혈당 조절이 잘 되고 혈액 내 자질도 개선되었다는 보고가 있다. 개인에게 맞는 당뇨병 식사요법 교육을 받고 실천에 옮긴 환자는 공복 혈당 및 식후 2시간 혈당이 유의적으로 감소하였다. 또한 이론 교육뿐만 아니라 실습교육을 함께 받았을 때 식사요법에 대한 순응도가 높았으며 식후혈당 조절도 더 효과적으로 이루어졌다.

① 당뇨병 환자의 맞춤 식사요법 효과

② 당뇨병과 영양취약계층의 생활습관 관련성

③ 제2형 당뇨병 환자의 운동효과에 대한 고찰

④ 당뇨병 환자의 건강정보 이해능력 요인

⑤ 제2형 당뇨병 예측 가능한 위험 요인 탐색

2 다음 글의 ㉠에 들어갈 말로 가장 적절한 것은?

> **보기**
>
> 은행은 불특정 다수로부터 예금을 받아 자금 수요자를 대상으로 정보생산과 모니터링을 하며 이를 바탕으로 대출을 해주는 고유의 자금중개기능을 수행한다. 이 고유 기능을 통하여 은행은 어느 나라에서나 경제적 활동과 성장을 위한 금융지원에 있어서 중심적인 역할을 담당하고 있다. 특히 글로벌 금융위기를 겪으면서 주요 선진국을 중심으로 직접금융이나 그림자 금융의 취약성이 드러남에 따라 은행이 정보생산 활동에 의하여 비대칭정보 문제를 완화하고 리스크를 흡수하거나 분산시키며 금융부문에 대한 충격을 완화한다는 점에 대한 관심이 크게 높아졌다. 또한 국내외 금융시장에서 비은행 금융회사의 업무 비중이 늘어나는 추세를 보이고 있음에도 불구하고 은행은 여전히 금융시스템에서 가장 중요한 기능을 담당하고 있는 것으로 인식되고 있으며, 은행의 자금중개기능을 통한 유동성 공급의 중요성이 부각되고 있다.
>
> 한편 은행이 외부 충격을 견뎌 내고 금융시스템의 안정 유지에 기여하면서 금융중개라는 핵심 기능을 원활히 수행하기 위해서는 (㉠   ) 뒷받침되어야 한다. 그렇지 않으면 은행의 건전성에 대한 고객의 신뢰가 떨어져 수신기반이 취약해지고, 은행이 '고위험 – 고수익'을 추구하려는 유인을 갖게 되어 개별 은행 및 금융산업 전체의 리스크가 높아지며, 은행의 자금중개기능이 약화되는 등 여러 가지 부작용이 초래되기 때문이다. 결론적으로 은행이 수익성 악화로 부실해지면 금융시스템의 안정성이 저해되고 금융중개 활동이 위축되어 실물경제가 타격을 받을 수 있으므로 은행이 적정한 수익성을 유지하는 것은 개별 은행과 금융시스템은 물론 한 나라의 전체 경제 차원에서도 중요한 과제라고 할 수 있다. 이러한 관점에서 은행의 수익성은 학계는 물론 은행 경영층, 금융시장 참가자, 금융정책 및 감독 당국, 중앙은행 등의 주요 관심대상이 되는 것이다.

① 외부 충격으로부터 보호받을 수 있는 제도적 장치가
② 비은행 금융회사에 대한 엄격한 규제와 은행의 건전성이
③ 유동성 문제의 해결과 함께 건전성이
④ 제도 개선과 함께 수익성이
⑤ 건전성과 아울러 적정 수준의 수익성이

3 다음 표준 임대차계약서의 일부를 보고 잘못 이해한 내용은 어느 것인가?

보기

임대차계약서 계약 조항

제1조〈보증금과 차임 및 관리비〉
갑(甲)과 을(乙)은 합의에 의하여 보증금과 차임 및 관리비를 아래와 같이 지불하기로 한다.
- 보증금 : 금 △△원정
- 계약금 : 금 △△원정은 계약 시에 지불하고 영수함
- 중도금 : 금 △△원정은 XX년 XX월 XX일에 지불하며
- 잔 금 : 금 △△원정은 XX년 XX월 XX일에 지불한다.
- 차임(월세) : 금 △△원정은 매월 XX일에 지불한다.

제4조〈임차주택의 사용〉
을(乙)은 갑(甲)의 동의 없이 임차주택의 구조변경 및 전대나 임차권 양도를 할 수 없으며, 임대차 목적인 주거 이외의 용도로 사용할 수 없다.

제5조〈계약의 해제〉
을(乙)이 갑(甲)에게 중도금(중도금이 없을 때는 잔금)을 지급하기 전까지 갑(甲)은 계약금의 배액을 상환하고, 을(乙)은 계약금을 포기하고 이 계약을 해제할 수 있다.

제9조〈계약의 종료〉
임대차계약이 종료된 경우에 을(乙)은 임차주택을 원래의 상태로 복구하여 갑(甲)에게 반환하고, 이와 동시에 갑(甲)은 보증금을 을(乙)에게 반환하여야 한다. 다만, 시설물의 노후화나 통상 생길 수 있는 파손 등은 을(乙)의 원상복구의무에 포함되지 않는다.

① 중도금 약정 없이 계약이 진행될 수도 있다.
② 임차주택의 구조를 변경하려면 갑(甲)의 동의가 필요하다.
③ 을(乙)은 계약금, 중도금, 차임의 순서로 임대보증금을 지불해야 한다.
④ 중도금 혹은 경우에 따라 잔금을 지불하기 전까지 계약을 해제할 수 있다.
⑤ 원상복구에 대한 의무는 을(乙)에게만 생길 수 있다.

4 다음 중 ㉠에 들어갈 단어로 가장 적절한 것은?

보기

　전 세계적으로 활발하게 쓰이고 있는 생성형 AI서비스는 방대한 데이터를 사전에 학습한 기계가 인간처럼 결과물을 도출한다. 생성형 AI는 체계적이고 신속하게 정보를 생산하는데, 이러한 인간과 기계의 커뮤니케이션은 인류 사회가 크게 발전했음을 의미한다. 생성형 AI 서비스 이용자는 점점 증가해, 일상의 다양한 분야에서 사용되며 (　　　　　㉠　　　　　)되었다. 적극적인 활용으로 콘텐츠 산업 시장 전반에 적지 않은 변화가 생겼다. 국내 생성형 AI 시장은 매년 14.9% 성장하고 있으며, 글로벌 기업들도 하루가 다르게 생성형 AI 서비스를 내놓고 있다. 글로벌 조사업체 블룸버그는 생성형 AI 글로벌 시장 규모는 향후 10년 동안 지속적으로 성장하여 2032년에는 1조 3,000억 달러(한화 약 17,00조 원)에 달할 것으로 전망한다. 그러나 여전히 생성형 AI 서비스의 결과물에 대한 법적 규율이 명확하지 않다. 생성형 AI 서비스는 기계가 인간의 창작물을 학습하여 결과물을 생성하기 때문에 저작권 침해 문제, 나아가 인간의 창작 활동문제와 직결된다. 따라서 혁신적인 기술 발전에 적응해 나가며 안전한 사용을 위해서는 생성형 AI 서비스에 대한 저작권법적 고찰과 저작물 보호 방안 모색이 필요하다.

① 자동화

② 상용화

③ 분업화

④ 유기화

⑤ 표준화

5 다음 상황에서 작용한 경청의 방해요인으로 가장 적절한 것은?

보기

　A 씨는 친구와 저녁을 먹으며 오늘 회사에서 있었던 이야기를 늘어놓게 되었다. "나는 늘 사수랑 트러블이 생겨. 아무 이유도 없는데 사수는 늘 나를 갈구고 멸시하는 느낌이 들어. 똑같은 보고서를 올렸는데도 나한테만 베꼈으니 뭐니 하며 뭐라 하는 거야. 정작 내 보고서를 베낀 것은 B 사원인데 말이야." 그러자, 친구는 "너는 윗사람을 다루는 기술이 부족해. 그리고 너의 성격에도 문제가 있어. 전문기관에서 상담을 받아보는 게 어때?"라고 지체 없이 말했다. A 씨는 친구에게 서운한 마음이 들어 저녁을 먹다말고 음식점을 나왔다.

① 짐작하기

② 조언하기

③ 언쟁하기

④ 판단하기

⑤ 걸러내기

6 〈보기〉의 명제가 참일 때, 항상 참인 것을 고르시오.

보기

　⊙ 5명의 학생이 각자 등교를 한다.
　ⓒ 은영이는 준수보다 먼저 등교했다.
　ⓒ 진우는 병서보다 먼저 등교했다.
　ⓔ 은영이는 병서보다 늦게 등교했다.
　ⓜ 유정이보다 늦게 등교한 사람은 1명이다.

① 병서는 준수보다 먼저 등교했다.
② 유정이는 은영이보다 먼저 등교했다.
③ 진우는 유정이보다 늦게 등교했다.
④ 은영이는 준수보다 늦게 등교했다.
⑤ 준수는 은영이 바로 다음에 등교했다.

7 甲, 乙, 丙, 丁, 戊는 모두 자차로 출퇴근한다. 다음에 제시된 조건이 모두 참일 때 항상 참인 것을 고르시오.

보기

---

　a. 모두 일렬로 주차되어 있으며 지정주차다.
　b. 차량의 색은 빨간색, 주황색, 노란색, 초록색, 파란색이다.
　c. 7년차, 5년차, 3년차, 2년차, 1년차로 연차가 높을수록 지정번호는 낮다.
　d. 지정번호가 가장 낮은 자리에 주차한 차량의 색은 주황색이다.
　e. 노란색 차량과 빨간색 차량의 사이에는 초록색 차량이 주차되어 있다.
　f. 乙의 차량 색상은 초록색이다.
　g. 1이 아닌 맨 뒷자리에 주차한 사람은 丙이다.
　h. 2년차 차량 색상은 빨간색이다.
　i. 戊의 차량은 甲의 옆자리에 주차되어 있다.

① 甲은 7년차이다.
② 戊의 차량은 주황색 차량이다.
③ 2년차 차량의 색은 빨간색이다.
④ 乙보다 연차가 높은 사람은 한 명이다.
⑤ 丙의 주차장 번호에서 丁의 주차장 번호를 빼면 3보다 크다.

8 ○○ 병원은 면접자 A, B, C, D, E 중 한 명을 채용하려고 한다. 다음 채용 기준에 근거했을 때 채용되는 사람은?

─────── 보기 ───────

〈채용 기준〉

• 면접심사에서 가장 높은 점수를 받은 한 명을 최종적으로 채용한다.
• 면접자별 평가 항목의 점수와 가중치를 곱한 값을 합한 총점이 80점 이하인 경우 불합격 처리한다.
  ※ 1) 면접자별 점수는 100점 만 점이다.
  2) 총점이 동점일 경우 윤리 · 책임 항목의 점수가 더 높은 면접자를 우선으로 채용한다.

[표1] 면접심사 점수

평가 항목	가중치	면접자별 점수				
		A	B	C	D	E
소통 · 공감	30%	40	80	70	90	80
헌신 · 열정	20%	60	70	60	70	80
창의 · 혁신	20%	90	50	70	80	70
윤리 · 책임	30%	80	90	90	100	90

① A
② B
③ C
④ D
⑤ E

9 〈보기〉는 자동차 외판원 A, B, C, D, E, F의 판매실적에 대한 진술이다. 진술이 참일 때 항상 참인 것은?

─────── 보기 ───────

• A는 B에게 실적에서 앞서있다.
• C는 D에게 실적에서 뒤처져있다.
• E는 F에게 실적에서 뒤졌지만, A에게는 실적에서 앞서있다.
• B는 D에게 실적에서 앞서 있지만, E에게는 실적에서 뒤처져있다.

① 외판원 D의 실적은 꼴찌이다.
② B의 실적보다 안 좋은 외판원은 3명이다.
③ 두 번째로 실적이 좋은 외판원은 B이다.
④ 실적이 가장 좋은 외판원은 F이다.
⑤ C는 A에게 실적에서 앞서 있다.

10 "다이어트에 성공한 사람은 운동을 꾸준히 했다."라는 명제가 참일 때, 항상 참인 명제를 고르시오.

① 운동을 꾸준히 하지 않으면 다이어트에 성공할 수 없다.

② 다이어트에 성공하지 못한 사람은 운동을 꾸준히 했다.

③ 꾸준히 운동하면 다이어트에 성공할 수 없다.

④ 다이어트에 성공하지 못한 사람은 운동을 꾸준히 하지 않았다.

⑤ 다이어트에 성공한 사람은 운동을 꾸준히 하지 않았다.

11 다음 빈칸에 들어갈 단어로 적절한 것은?

보기

㉠ 목적프로그램   ㉡ 원시프로그램

㉢ 번역(Compile)   ㉣ 링킹(Linking)

㉤ 로딩(Loading)   ㉥ 프로그램 실행

① ㉠ → ㉡ → ㉣ → ㉤ → ㉢ → ㉥

② ㉠ → ㉥ → ㉣ → ㉡ → ㉢ → ㉤

③ ㉡ → ㉢ → ㉠ → ㉣ → ㉤ → ㉥

④ ㉡ → ㉤ → ㉣ → ㉠ → ㉥ → ㉢

⑤ ㉥ → ㉢ → ㉠ → ㉤ → ㉣ → ㉡

12 다음 개념들에 관한 설명으로 옳지 않은 것은?

① 비트(Bit) – Binary Digit의 약자로 데이터(정보) 표현의 최소 단위이다.

② 바이트(Byte) – 하나의 문자, 숫자, 기호의 단위로 8Bit의 모임이다.

③ 레코드(Record) – 하나 이상의 필드가 모여 구성되는 프로그램 처리의 기본 단위이다.

④ 파일(File) – 항목(Item)이라고도 하며, 하나의 수치 또는 일련의 문자열로 구성되는 자료처리의 최소 단위이다.

⑤ 워드(Word) – 컴퓨터 내에서 취급하는 정보단위로 하나의 명령이 1워드와 같다.

13 다음 중 기억 용량 단위가 가장 큰 것부터 순서대로 나열한 것은?

① GB → MB → TB → PB → EB → KB

② GB → TB → PB → EB → KB → MB

③ EB → KB → MB → GB → TB → PB

④ EB → PB → KB → MB → GB → TB

⑤ KB → MB → GB → TB → PB → EB

14 A 쇼핑몰의 판매 분야별 일평균 매출이다. [B12] 셀에 수식 '=LARGE(B2:B11,2)'를 입력할 때 출력되는 값은?

보기

	A	B
1	판매 분야	일평균 매출
2	직구	813,450
3	패션	2,465,960
4	미용	976,360
5	가전	2,506,970
6	가구	1,796,800
7	식품	1,348,000
8	문구	539,610
9	여행	3,965,400
10	스포츠	775,200
11	반려동물	643,250
12		
13		

① 직구

② 패션

③ 813,450

④ 2,465,960

⑤ 2,506,970

15 KQIDKQ2024034526 코드의 제품 정보로 옳은 것은?

보기

〈코드 부여 방식〉

제품 종류 코드	제품 종류	제조 지역 코드	제조 지역
KQID	USB	RQ	서울
KIDF	보조배터리	EA	대전
RONI	무선 충전기	KQ	대구
RTPP	휴대용 선풍기	GH	부산
JSOO	필름 카메라	RN	울산

※ 1) 제품종류 - 제조 지역 - 제조 연도 - 일련번호

2) 일련 번호는 제조된 순서를 나타내며 0001부터 시작함

예 : 2022년 12월에 부산에서 2698번째로 만들어진 필름카메라

→ JSOOGH2022122698

① 2024년 3월에 서울에서 34526번째로 만들어진 USB
② 2024년 3월에 대구에서 4526번째로 만들어진 USB
③ 2024년 3월에 대구에서 34526번째로 만들어진 보조배터리
④ 2024년 3월에 대전에서 34526번째로 만들어진 보조배터리
⑤ 2024년 3월에 울산에서 4526번째로 만들어진 무선 충전기

1 간호실무 전공시험 [40문항/50분]

1 경구 투약 시 주의사항으로 옳지 않은 것은?

① 대상자가 금식일 경우 투약을 금지한다.
② 설하 투약 시 약물은 삼키지 말고 녹여서 점막으로 흡수되도록 한다.
③ 대상자가 약을 다 먹는 것을 확인해야 한다.
④ 불쾌감을 주는 약물은 복용 전 얼음 조각을 물고 있도록 한다.
⑤ 염산제제는 치아를 착색시키므로 빨대로 복용시킨다.

2 석고붕대나 견인으로 부동 상태 대상자에게 다리 근력 유지를 위해 가장 권장하는 운동은?

① 등속성 운동
② 등장성 운동
③ 등척성 운동
④ 수동 운동
⑤ 능동 운동

제한 시간	70분
맞힌 문항	_____ / 55문항
회독 수	1 □ 2 □ 3 □

3 정상인 폐에서 들리는 타진음으로 옳은 것은?

① 편평음

② 둔탁음

③ 공명음

④ 과공명음

⑤ 고창음

4 삼출액이 적은 상처의 1차 드레싱 방법으로, 표재성 피부 손상에 적절한 상처드레싱은?

① 거즈 드레싱

② 하이드로 콜로이드 드레싱

③ 투명(필름) 드레싱

④ 하이드로 겔 드레싱

⑤ 폴리우레탄 폼 드레싱

5 혈압 측정 시 실제보다 혈압이 높게 측정 되는 경우는?

① 팔 둘레에 비해 넓은 커프를 사용했을 때

② 팔 위치가 심장보다 낮을 때

③ 수은 기둥이 눈높이보다 아래에 있을 때

④ 밸브를 빨리 풀었을 때

⑤ 커프에 충분한 공기를 주입하지 않았을 때

6 방광 과잉 팽만 등으로 소변이 방광을 넘쳐 불수의적으로 발생하는 실금은?

① 복압성 요실금

② 긴박성 요실금

③ 기능성 요실금

④ 반사성 요실금

⑤ 역리성 요실금

7 정신간호의 개념적 모형 중 이상행동에 대한 관점이 〈보기〉와 같을 때 간호사의 역할로 적절한 것은?

보기

- 사회와 환경요인이 스트레스와 불안을 유발한다.
- 가난, 가정불화, 교육기회 부족 등 사회적 상황이 정신질환을 일으킨다.

① 질병의 진행과정 중 나타나는 증상을 처방에 따라 치료한다.

② 지역사회 내 가능한 사회자원, 체계를 이용하여 문제를 함께 해결한다.

③ 행동의 목표를 설정하고 교사의 역할로 인지행동치료를 한다.

④ 효과적인 의사소통 원리를 교육하고 의사소통 과정을 중재한다.

⑤ 대상자에게 공감하고 신뢰감을 형성하여 만족스러운 대인관계를 경험하도록 한다.

8 REM 수면 및 NREM 수면의 특징으로 옳지 않은 것은?

① 깨기 매우 어려운 수면 단계는 NREM 4단계이다.

② REM단계에서 혈압, 맥박, 호흡이 증가한다.

③ NREM 1단계에서 몽유병, 야뇨증이 발현한다.

④ NREM 2단계는 전체 수면의 50%를 차지한다.

⑤ REM단계 시 뇌파활동이 활발하고 꿈을 꾸게 된다.

9 학교에서 선생님께 꾸지람을 듣고 화가 난 학생이 집에 와서 어린 동생에게 화풀이를 하고 있을 때 이 학생의 방어기전으로 옳은 것은?

① 부정
② 취소
③ 전환
④ 전치
⑤ 반동형성

10 "누군가 저를 감시하기 위해서 제 방에 도청장치를 설치했어요."라고 말하며 불안해하는 대상자에 대한 간호중재로 적절한 것은?

① 도청장치를 함께 찾으며 망상이 틀렸음을 증명한다.
② 망상에 대해 이야기하는 것을 무시하며 화제를 전환한다.
③ 불안의 감정을 언어로 표현하도록 격려한다.
④ 망상 자체에 초점을 두는 질문으로 현실감각 능력을 사정한다.
⑤ 신체적 접촉을 통해 대상자에게 현실감을 제공한다.

11 치료적 의사소통 중 대상자가 중요한 주제에서 벗어나지 않도록 하나의 주제에 집중하게 도와주는 기술은 무엇인가?

① 적극적 경청
② 초점 맞추기
③ 명료화
④ 재진술
⑤ 정보 제공

12 조현병의 증상 중 뚜렷한 목적 없이 신체적인 운동을 반복하는 것은 무엇인가?

① 긴장성 혼미

② 상동증

③ 기행증

④ 자동증

⑤ 거부증

13 쿠싱 증후군 환자에게 나타나는 증상으로 옳지 않은 것은?

① 고혈압

② 체중 증가

③ 골다공증

④ 저혈당

⑤ 가늘어진 사지

14 심근 효소 중 하나로 심근 손상 후 혈류로 유출되며 심근 세포에만 존재하는 지표로 옳은 것은?

① 트로포닌 T

② LDH

③ 미오글로빈

④ CK-MB

⑤ AST

15 만성 림프성 백혈병(CLL)에 대한 설명으로 옳지 않은 것은?

① 50 ~ 70세에 호발한다.

② 잠행성으로 발병한다.

③ 미성숙 과립구가 비정상적으로 증식한다.

④ B림프구가 악성으로 변형된다.

⑤ 림프절에 작고 비정상적인 B림프구가 축적된다.

16 대상자가 목을 굽혔을 때 목이 뻣뻣하며 통증을 호소한다. 무릎을 90°를 이루도록 한 뒤 들면, 무릎의 저항과 통증을 강하게 느낄 때 간호중재로 적절하지 않은 것은?

① 체온조절을 위해 Tylenol을 투여한다.

② 두통 완화 위해 Acetaminophen 약물을 투여한다.

③ 배양결과에 따른 항생제 효과가 있을 때까지 24시간 비말 격리를 시행한다.

④ 제3, 4, 6, 7, 8뇌신경을 집중적으로 사정한다.

⑤ 방 안을 밝게 유지하여 환경자극을 감소시킨다.

17 바이러스성 간염의 종류와 설명으로 옳지 않은 것은?

① A형 간염 – 주로 오염된 음식이나 물을 섭취할 때 감염된다.

② B형 간염 – 혈액이나 체액을 통해 감염되고 모자감염의 경우도 있다.

③ C형 간염 – 급성 환자의 50% 이상이 만성으로 진행된다.

④ D형 간염 – C형 간염 바이러스와 중복으로 감염된다.

⑤ E형 간염 – 구강 · 분변 경로로 A형 간염과 유사성을 지닌다.

18 유방절제술을 받은 50세 여성에게 수술한 쪽의 팔을 심장보다 높게 유지하도록 교육하는 이유는?

① 림프부종 예방

② 통증 완화

③ 출혈 예방

④ 근 위축 예방

⑤ 상지 혈전 형성 예방

19 담석 발생의 위험요인으로 옳지 않은 것은?

① 담석증 발생은 여성보다 남성이 두 배 높게 나타난다.

② 비만 또는 장기간 금식 시 담석 발생 위험도를 증가시킨다.

③ 40세 이후 발생 확률이 급격히 증가한다.

④ 고지방, 고탄수화물 식이는 콜레스테롤을 높여 위험률이 증가한다.

⑤ 중성지방이 높은 당뇨환자의 경우 담석 발생확률이 증가한다.

20 22세 여성이 좌측 눈이 잘 감기지 않고 좌측 이마에 주름을 잡을 수 없으며, 음식이나 물을 마실 때 흘러내리는 증상을 호소하며 내원하였다. 여성의 증상과 관련이 있는 뇌신경은?

① 제3뇌신경

② 제7뇌신경

③ 제9뇌신경

④ 제10뇌신경

⑤ 제12뇌신경

21 결핵환자에게서 나타나는 괴사성 변형으로 백혈구, 괴사 폐조직으로 인해 조직이 치즈같은 형태로 변하는 현상은?

① 석회화
② 유기화
③ 건락화
④ 유리화
⑤ 섬유화

22 만성 신부전으로 혈액투석을 하는 60세 환자에게 제공할 식이로 옳은 것은?

① 저칼륨식이
② 고지방식이
③ 고인산식이
④ 저섬유식이
⑤ 저단백식이

23 퇴행성 질환의 특징으로 옳지 않은 것은?

① 알츠하이머는 가까운 기억부터 손실된다.
② 다발성경화증은 중추신경계의 만성 퇴행성 질환이다.
③ 헌팅턴 무도병은 도파민이 상대적으로 상승한다.
④ 중증 치매는 지남력 장애를 동반하며 배회, 야간착란 등 행동증상이 나타난다.
⑤ 파킨슨병은 도파민 분비 증가로 떨림이 특징이다.

24 질환별 전파경로가 바르게 연결된 것은?

① 홍역 – 간접 접촉

② 풍진 – 공기전파

③ 디프테리아 – 비말전파

④ 백일해 – 공기전파

⑤ 소아마비 – 간접 전파

25 수정체가 혼탁해져 빛을 제대로 통과시키지 못하게 되면서 안개가 낀 것처럼 시야가 뿌옇게 보이게 되는 질환은?

① 망막박리

② 포도막염

③ 백내장

④ 녹내장

⑤ 황반변성

26 골다골증을 진단받은 여성 환자가 손가락을 편 상태로 바닥을 짚으며 넘어질 경우, 요골 부위에 발생하는 골절은?

① Pott 골절

② Clavicle 골절

③ Orbital 골절

④ Sacral 골절

⑤ Colles 골절

27 골격계에 관한 설명으로 옳지 않은 것은?

① 우리 몸의 뼈는 206개로 구성되어 있다.

② 뼈는 형태에 따라 장골, 단골, 편평골, 불규칙골, 종자골 다섯 가지로 나뉜다.

③ 시상봉합은 전두골과 두정골 사이의 봉합을 말한다.

④ 손은 5개의 손바닥뼈와 14개의 손가락뼈로 구성되어 있다.

⑤ 척추는 몸통을 받치고 있는 기둥으로 척수신경과 혈관을 보호한다.

28 소화성 궤양 환자의 간호중재로 옳지 않은 것은?

① 흡연과 음주를 금지한다.

② 신체적, 정신적 휴식을 제공한다.

③ 산이 많은 음식을 권장한다.

④ 격렬한 운동은 피하도록 한다.

⑤ 아스피린, NSAIDs 약물은 피한다.

29 다음 중 암 환자 화학요법의 적응증으로 옳지 않은 것은?

① 종양 제거가 어려운 경우

② 전이로 인한 예측할 수 없는 종양의 위험이 높을 경우

③ 방사선 요법에 효과가 없을 경우

④ 수술 후 재발의 위험이 있을 경우

⑤ 종양이 퍼져 있을 경우

30 치매환자 간호 시 주의해야 할 사항으로 옳은 것은?

① 인지적 자극을 위하여 핵심정보만 제공한다.

② 치매가 완치될 수 있다는 것을 확인시켜준다.

③ 이해력 감소를 이해하고, 확실하고 강경한 말투를 사용하여 의사소통한다.

④ 인지력 장애가 있는 경우, 억제대로 활동을 제한한다.

⑤ 환자의 안정을 위하여 어두운 조명을 사용한다.

31 불수의적·율동적으로 근육의 격렬한 수축과 이완이 반복되는 발작은?

① 간대성발작(간헐발작)

② 긴장성발작(강직성발작)

③ 긴장성-간대성발작(대발작)

④ 근간대성발작

⑤ 결신발작(소발작)

32 길랑-바레증후군 증상으로 옳지 않은 것은?

① 의식수준, 대뇌기능에 영향을 주지 않는다.

② 상행성일 경우 몸통, 뇌신경 등을 침범한다.

③ 하행성인 경우 얕은 호흡, 호흡곤란 등을 호소한다.

④ 운동 약화 또는 마비를 유발한다.

⑤ 날카롭게 쑤시고 찌르는 통증과 틱 증상이 나타난다.

33 요추간판 수술 후 퇴원하는 대상자에게 교육할 내용으로 적절한 것은?

① "의자에 앉을 때는 낮은 의자에 비스듬히 앉으세요."

② "수면 시 푹신하고 부드러운 매트리스를 사용하세요."

③ "장시간 서 있을 경우 양쪽 무릎을 편 상태로 유지하세요."

④ "물건을 들 때는 허리는 굽히고 무릎은 편 상태로 들어 올리세요."

⑤ "허리 근육 강화를 위해 걷기 운동, 수영을 권장합니다."

34 빈칸에 들어갈 호르몬으로 옳은 것은?

─────── 보기 ───────

호르몬 중 (   )은 뼈, 신장, 위장관에 작용하여 혈중 정상 칼슘 농도를 유지시킨다.

① 부갑상샘호르몬(PTH)

② 알도스테론

③ 칼시토닌

④ 항이뇨호르몬(ADH, vasopressin)

⑤ 부신피질자극호르몬(ACTH)

35 말기 환자의 호흡법으로, 과호흡과 무호흡을 반복하며 무호흡의 길이가 길어지는 호흡 유형은?

① Cheyne-stoke

② Hyperventilation

③ Kussmaul's

④ Tachypnea

⑤ Biot's breathing

36 수혈 시 환자에게서 두드러기나 천식 증상이 발생할 때 시행할 수 있는 간호중재는?

① 투석 시행

② 식염수 정맥주입

③ 항생제 투여

④ 항히스타민제 투여

⑤ 백혈구제거 혈액제제 투여

37 노년기 신체적 변화로 옳은 것은?

① 단맛, 짠맛 감지 기능이 발달한다.

② 근육주사 시 약물의 흡수율이 증가한다.

③ 여성의 경우 질벽이 두꺼워진다.

④ 방광용적이 감소한다.

⑤ 피부가 자극에 민감해진다.

38 하부 식도 괄약근 긴장도에 영향을 미치는 요인에 대한 설명으로 옳지 <u>않은</u> 것은?

① 미주신경 자극으로 긴장도가 증가한다.

② 가스트린 분비로 긴장도가 증가한다.

③ 세크레틴 분비로 긴장도가 감소한다.

④ 제산제제 투여로 긴장도가 감소한다.

⑤ 단백질 섭취로 긴장도가 감소한다.

39 심박출량에 영향을 주는 요인으로 거리가 먼 것은?

① 승모판

② 후부하

③ 전부하

④ 심근수축력

⑤ 심박동수

40 다음 중 갑상샘 절제술 후 응급상황으로 옳지 않은 것은?

① BP 70/45 mmHg, HR 128회/분

② Chvostek's sign

③ Trousseau's sign

④ 수술 후 다음날 쉰 목소리

⑤ 목이 조이는 느낌

② NCS 직업기초능력평가 [15문항/20분]

1 다음 글을 참고할 때 ㉠에 대한 반응으로 적절하지 않은 것은?

─────────── 보기 ───────────

인간은 자신과 얼굴 생김새가 지나치게 비슷하지만 인간이 아닌 존재를 볼 때 불쾌함, 거부감, 섬뜩함 등을 느낀다. 이러한 심리적 현상을 '불쾌한 골짜기' 현상이라고 한다. 일본의 로봇 공학자 모리가 발표한 불쾌한 골짜기 이론에 따르면 로봇의 외관, 즉 얼굴 형상이 인간과 유사해질수록 점점 호감도가 증가하지만, 유사성이 어느 지점에 도달하면 오히려 호감도가 낭떠러지처럼 급격하게 떨어졌다가 인간과 구별하지 못할 정도로 닮았을 때 호감도는 다시 상승한다. 마치 우리가 등산을 할 때 언덕을 오르고, 내려가는 것처럼 로봇에 대한 호감도는 로봇 외관의 유사성과 함께 증가하다가 다시 떨어지는 비선형적 관계에 있다는 것이다.

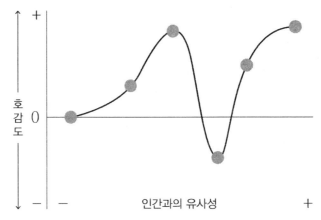

크게 산업용 로봇과 지능형 로봇으로 구분할 수 있는데, 산업용 로봇은 인간과는 전혀 다른 모습으로, 인간은 호감도나 거부감 등을 느끼지 못한다. 하지만 지능형 로봇은 인간, 동물과 유사한 로봇으로 걷고, 뛰는 등의 행위로 할 수 있다. 지능형 로봇을 접한 인간들은 어느 정도 호감을 느끼는데 이는 인간이 아닌 대상으로부터 인간과 유사한 점을 찾으려고 하기 때문이다. 그러나 산업용 로봇부터 인간과 유사한 로봇까지 유사성을 점차 증가시켜 호감도와의 관계를 측정한 결과, 불쾌한 골짜기의 관계가 나타났다. 한 연구 참가자들에게 인형의 얼굴부터 실제 사람의 얼굴까지 합성한 사진에 대해 긍정적/부정적 인상이 형성되는 정도를 평정하도록 하였을 때, 실제 사람의 얼굴과 유사한 지점부터 불쾌한 골짜기가 나타났다. 즉, 인간의 모습과 더 많이 유사할수록 호감도가 오히려 감소될 수 있다는 것을 알 수 있다.

> ㉠ 甲은 은행에 고객들에게 직원 유니폼을 입고 자동으로 인사하는 마네킹 로봇을 보고 이유 모를 불쾌함과 거부감이 들었다.

① 甲은 인간과 유사한 외관의 마네킹 로봇을 보고 불쾌한 골짜기 현상을 경험했다.

② 마네킹 로봇이 강아지 로봇이었다면 甲은 인간과 유사한 점을 찾으려고 했을 것이다.

③ 마네킹 로봇이 유니폼을 입지 않고 있었다면 호감도가 증가했을 것이다.

④ 산업용 로봇이었다면 甲은 불쾌감과 거부감을 나타내지 않았을 것이다.

⑤ 마네킹 로봇은 인간과 외관이 유사하나 인간과 구별하지 못할 정도로 유사하지는 않을 것이다.

2 다음 글을 읽고 ㉠에 들어갈 접속사를 고르시오.

─── 보기 ───

도넛 현상은 도시 중심지의 상주 인구가 감소하는 반면, 주변 교외 지역은 성장과 확장을 겪는 도시 개발 패턴이다. 즉, 낮에는 상업 및 업무 기능이 있는 도시 중심지로 모이나, 저녁에는 교외 지역으로 빠져나가는 현상이다. 도넛의 중심에는 버려진 건물, 쇠퇴하는 인프라, 인구 감소 등이 특징인 구멍이 있다. 이러한 감소에 기여하는 요인으로는 사람들이 더 큰 집, 더 좋은 학교, 더 안전한 동네를 찾아 도심에서 벗어나는 교외화 등이 있는데, 도시 지역의 제조업 쇠퇴와 같은 경제적 변화도 도시 중심의 공동화에 기여하여 실업과 빈곤을 초래한다.

한편, 도넛의 바깥쪽 고리인 고리는 급속한 성장과 발전을 겪는다. 교외 지역은 넓은 주택, 녹지 공간, 현대적인 편의시설로 새로운 거주자들을 끌어들이고 있으며, 고속도로 등을 포함한 교통망으로 사람들이 출퇴근하면서 도심에서 더 멀리 떨어진 곳에서도 살기가 더 쉬워졌다. (㉠) 교외는 무분별한 개발로 인해 교통 혼잡이 증가하고 대기 오염이 발생하며 자연 서식지가 손실되고 있다. 교외 지역은 도시 중심지에서 발견되는 공동체 의식과 문화적 다양성이 결여되어 사회적 고립을 초래하고 교통수단으로 자동차에 의존하는 경우가 많다. 자동차 중심 접근 방식은 교통 혼잡, 대기 오염, 화석 연료 의존도를 악화시켜 환경 파괴와 공중 보건 문제를 야기할 수밖에 없다. 이와 같은 도넛 현상을 해결하기 위해 도시 계획가와 정책 입안자들은 지속 가능한 교외 성장을 촉진하면서 도심을 활성화하는 전략을 모색하고 있다. 전반적으로, 도넛 현상을 이해하고 해결하는 것은 변화하는 인구통계 및 경제 추세에 맞서 공평하고 지속 가능하며 회복력이 있는 도시와 교외 지역을 만드는 데 필수적이다.

① 즉

② 또는

③ 그러나

④ 게다가

⑤ 왜냐하면

3　다음 중 의사표현에 대한 설명으로 옳지 않은 것은?

① 의사표현이란 기본적으로 말하는 것을 의미한다.

② 의사표현은 말로 표현하는 방식과 신체로 표현하는 방식으로 분류할 수 있다.

③ 의사표현은 현대사회에서 자신을 표현하는 첫 번째 수단으로 매우 중요한 능력이다.

④ 의사표현의 종류에는 공식적인 말하기, 의례적인 말하기가 있으며, 친구들끼리의 사적인 대화는 포함되지 않는다.

⑤ 공식적인 말하기는 연설, 토의, 토론 등을 예로 들 수 있다.

4　다음 글의 빈칸 ㉠에 들어갈 말로 가장 적절한 것은?

> ──────── 보기 ────────
>
> 　시장경제를 움직이는 기본 동력은 경쟁이므로 경쟁이 도리에 어긋난다고 보는 풍토에서 시장경제의 정착은 쉽지 않다. 경쟁에 대한 부정적 편견은 동양문화권이 특히 더하고 우리의 전통 문화와 의식에도 경쟁을 배척하는 요소가 강하다. 여기에 공동체적 연대의식이 가세하면 시장경쟁은 더욱 제한받는다. 이러한 문화요소가 강화되면 시장경제의 동력인 경쟁은 심각하게 위축되기 쉽다.
>
> 　그런데 인간생활에서 시장의 역할은 급팽창하고 있고 특히 현대인은 시장을 떠나서는 생활 자체가 불가능하다. 오늘날에도 시장경쟁을 거부하고 생활물자를 스스로 개별적으로, 또는 동료들끼리 공동체를 결성하여, 생산하는 사람들이 있지만 그 규모는 극히 작다. 자발적 경쟁 수용이 대세일 만큼 우리 생활에서 경쟁은 중요하다. 이상적 시장경제가 동력으로 삼는 경쟁은 정확히 노자의 (　㉠　)의 원리에 부합하는 다투지 않는 경쟁이다. 남들이 이미 점유한 자리는 피하고 아무도 관심을 보이지 않는 낮은 자리를 찾아서 머무는 물의 특성은 다른 사람의 재산권을 존중하면서 이익을 추구하는 진정한 시장경쟁의 면모를 그대로 나타낸다. 시장경쟁은 사람들이 잘 몰라서 누구도 거들떠보지 않는 기회를 찾는 경쟁일 뿐 결코 남이 이미 가지고 있는 것을 빼앗는 쟁탈이 아니다.

① 무위자연(無爲自然)

② 산고수장(山高水長)

③ 상선약수(上善若水)

④ 수어지교(水魚之交)

⑤ 형설지공(螢雪之功)

5 다음을 읽고 알 수 있는 것은?

보기

　인간의 몸은 70%의 물로 이루어져 있으며 모든 신체 기관의 기능을 유지하는 데 매우 중요한 부분을 차지한다. 체내 수분은 생태에 일어나는 생화학적 반응의 용매로서 작용할 뿐만 아니라 영양소의 운반·배출·분비, 삼투압 조절 및 체온 조절 등에 관여한다. 적절한 양의 수분 섭취는 혈량을 유지하는 데 필수적이며 체내 영양 공급 및 노폐물 배설에도 주요한 역할을 한다. 신체의 향상성 유지, 면역력 증진 등에도 도움이 된다. 체외로 배출되는 수분은 성인 기준으로 하루 1,400ml, 대변으로 100ml, 땀과 호흡 등으로 1,000ml를 배출한다. 수분 섭취량은 염분 섭취나 체중, 활동량, 신체 칼로리 소모량, 기온 등에 따라 달라지며 매체에서 권장하는 양도 다르지만, 일반적으로 하루에 1.5 ~ 2L까지 섭취할 것을 권장한다.

① 수분 부족으로 나타나는 증상
② 수분 섭취 시 주의사항
③ 하루 권장 체외 수분 배출량
④ 체내 수분의 역할
⑤ 수분이 피부미용에 미치는 영향

6 A, B, C, D, E는 4시에 만나서 영화를 보기로 약속했다. 이들이 도착한 것이 다음과 같다면 옳은 것은?

보기

- A 다음으로 바로 B가 도착했다.
- B는 D보다 늦게 도착했다.
- B보다 늦게 온 사람은 한 명뿐이다.
- D는 가장 먼저 도착하지 못했다.
- 동시에 도착한 사람은 없다.
- E는 C보다 일찍 도착했다.

① D는 두 번째로 약속장소에 도착했다.

② C는 약속시간에 늦었다.

③ A는 가장 먼저 약속장소에 도착했다.

④ E는 제일 먼저 도착하지 못했다.

⑤ B가 도착하기 바로 전에 C가 도착했다.

7 다음은 甲, 乙, 丙, 丁의 OX 시험 답안지이다. 총점 25점 만점 중 점수가 다음과 같을 때 乙의 총점은? (단, 각 문항당 5점이며, 乙은 甲보다 낮거나 같은 점수다)

구분	1번	2번	3번	4번	5번	총점(25점)
甲	O	X	X	X	O	10점
乙	X	O	X	O	O	?
丙	O	X	O	O	O	20점
丁	X	X	O	O	O	15점

① 0점

② 5점

③ 10점

④ 15점

⑤ 알 수 없음

8 다음은 배탈의 발생과 그 원인에 대한 설명이다. 배탈의 원인이 생수, 냉면, 생선회 중 하나라고 할 때, 다음의 진술 중 반드시 참인 것은?

보기

ⓐ 갑은 생수와 냉면 그리고 생선회를 먹었는데 배탈이 났다.

ⓑ 을은 생수와 생선회를 먹지 않고 냉면만 먹었는데 배탈이 나지 않았다.

ⓒ 병은 생수와 생선회는 먹었고 냉면은 먹지 않았는데 배탈이 났다.

ⓓ 정은 생수와 냉면을 먹었고 생선회는 먹지 않았는데 배탈이 나지 않았다.

① ⓑⓓ의 경우만 고려할 경우 냉면이 배탈의 원인이다.

② ⓐⓑⓓ의 경우만 고려할 경우 냉면이 배탈의 원인이다.

③ ⓐⓒⓓ의 경우만 고려할 경우 생수가 배탈의 원인이다.

④ ⓑⓒⓓ의 경우만 고려할 경우 생선회가 배탈의 원인이다.

⑤ ⓐⓒ의 경우만 고려할 경우 생선회가 배탈의 원인이다.

9 다음 표는 A, B, C, D 4명의 성별, 연차, 취미, 좋아하는 업무를 조사하여 나타낸 표이다. 이를 근거로 아래 〈조건〉에 맞도록 TF팀을 구성하려고 한다. 다음 중 함께 TF팀이 구성될 수 있는 경우는 어느 것인가?

이름	A	B	C	D
성별	남자	남자	여자	여자
연차	10년 차	2년 차	7년 차	8년 차
취미	수영	기타 (Guitar)	농구	피아노
좋아하는 업무	회계	수출	외환	물류

보기

㉠ 취미가 운동인 직원은 반드시 수출을 좋아하는 직원과 TF팀을 구성한다.
㉡ 짝수 연차 직원은 홀수 인원으로 TF팀을 구성할 수 없다.
㉢ 남직원만으로는 TF팀을 구성할 수 없다.

① A, B
② B, C
③ B, D
④ A, B, C
⑤ A, C, D

10 A기업에서 근무하는 갑, 을, 병은 승진 시험을 앞두고 자격증 공부하고 있다. 다음의 〈보기〉를 바탕으로 각각 공부하는 자격증으로 옳은 것은? (단, 준비하는 자격증 시험은 서로 겹치지 않는다)

보기
---

a. 세 명의 직원은 각각 TOEIC, 정보처리기사, HSK4급을 공부하고 있다.

b. 갑과 을은 TOEIC 시험을 준비하지 않는다.

c. 을은 HSK4를 준비하지 않는다.

d. 병은 TOEIC과 정보처리기사 중 하나를 준비하고 있다.

	갑	을	병
①	정보처리기사	HSK4	TOEIC
②	TOEIC	정보처리기사	HSK4
③	TOEIC	HSK4	정보처리기사
④	HSK4	TOEIC	정보처리기사
⑤	HSK4	정보처리기사	TOEIC

11 실적을 토대로 A영업점의 실적 순위를 찾을 때, [C2] 셀에 들어갈 수식으로 옳은 것은?

보기

	A	B	C	D
1	영업점	실적	실적 순위	
2	A	80		
3	B	45		
4	C	60		
5	D	55		
6	E	50		
7	F	75		
8	G	90		
9	H	100		
10	I	85		

① =MAX($B$2:$B$10)

② =RANK($B$2:$B$10,0)

③ =RANK(B2,$B$2:$B$10,0)

④ =AVERAGE(B2,$B$2:$B$10)

⑤ =AVERAGE(B2,$B$2:$B$10,0)

12 다음 중 아래의 〈수정 전〉 차트를 〈수정 후〉 차트와 같이 변경하려고 할 때 사용해야 할 서식은?

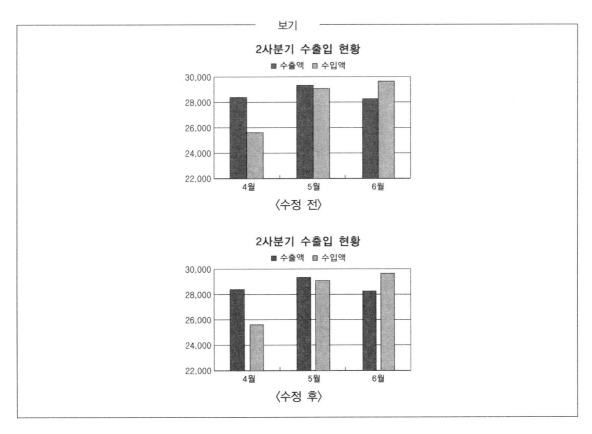

① 차트 영역 서식

② 그림 영역 서식

③ 데이터 계열 서식

④ 축 서식

⑤ 도형 서식

13 다음 시트의 [D10]셀에서 = 'DCOUNT(A1 : D6,3,A8 : B10)'을 입력했을 때 결과 값으로 옳은 것은?

보기

	A	B	C	D
1	차종	연식	주행거리	색상
2	SUV	2015	50,000	검은색
3	세단	2013	100,000	흰색
4	SUV	2018	12,000	파란색
5	세단	2017	25,000	검은색
6	SUV	2009	150,000	흰색
7				
8	차종	연식		
9	세단			
10		>2014		

① 1

② 2

③ 3

④ 4

⑤ 5

14 다음 중 Windows의 [명령 프롬프트]에서 네트워크의 현재 상태나 다른 컴퓨터의 네트워크 접속 여부를 확인하는 명령어로 옳은 것은?

① ping

② ipconfig

③ tracert

④ nbtstat

⑤ net view

15 다음 온라인몰 주문현황을 통해 A시 a구의 평균 주문 금액을 구할 수 있는 함수식을 모두 고르시오.

no.	제품	배송지	배달 방법	주문 금액
1	사과 1Box, 샤인머스켓 1봉지	A시 a구	당일	42,000
2	쌀 20kg	C시 c구	예약	45,000
3	절임배추 20kg	D시 d구	예약	43,000
4	샤브샤브 밀키트, 부대찌개 밀키트	B시 b구	픽업	21,000
5	애호박 2개, 양파 5개입	C시 c구	당일	15,000
6	캠핑전용 전골 밀키트	A시 a구	일반	24,900
7	팽이버섯 3봉지, 상추 2봉지	D시 d구	일반	9,800
8	삼겹살 2근	D시 d구	픽업	35,000
9	다진육 500g, 돼지갈비 1근	B시 b구	당일	40,000
10	잡곡 5kg, 찹쌀 3kg	A시 a구	예약	54,000
11	마라탕 밀키트, 탕후루 밀키트	B시 b구	픽업	29,900

㉠ =AVERAGEIF(D3:D13,D3,F3:F13)

㉡ =DATEDIF(D3:D13,D3,F3:F13)

㉢ =SUMIF(D3:D13,D3,F3:F13)/COUNTIF(D3:D13,D3)

㉣ =COUNTIF(D3:F13,D3)

① ㉠㉢

② ㉠㉣

③ ㉡㉢

④ ㉢㉣

⑤ ㉠㉡㉢

제 03 회 | 실력평가 모의고사

1 간호실무 전공시험 [40문항/50분]

1 약물 투약 전 사정해야 하는 항목과 일치하지 않는 것은?

① Warfarin – Prothrombin time(PT)

② Heparin – aPTT

③ Digoxin – 맥박

④ Propranolol – 맥박

⑤ Morphine – 맥박

2 다음 중 욕창 원인으로 옳지 않은 것은?

① 건조한 피부

② 영양장애

③ 실금

④ 감각 저하

⑤ 부동

3 제5뇌신경을 검진하는 방법으로 옳은 것은?

① 레몬, 소금으로 미각을 평가한다.

② 각막에 면봉이 닿았을 때 눈물이 흐르는지 검사한다.

③ Rinne 검사와 Weber 검사를 진행한다.

④ 침이나 물을 삼키게 한다.

⑤ 말을 하도록 한다.

제한 시간	70분
맞힌 문항	_____ / 55문항
회독 수	1 □ 2 □ 3 □

4 수술 전후, 대상자에게 하는 교육으로 적절하지 않은 것은?

① 수술 후 폐포의 허탈상태를 방지하기 위해 심호흡을 격려한다.
② 수술 전후에 색전 예방 스타킹 착용을 권장한다.
③ 수술 후 합병증 예방을 위해 하지 운동을 자제시킨다.
④ 위장 문제 예방을 위해 수술 전 금식상태를 유지시킨다.
⑤ 수술 전 완전 의치는 제거해야 하나, 부분 의치는 허용한다.

5 폐렴을 진단받은 환자가 재채기와 기침을 하고 있다. 이 환자에게 적용해야 하는 감염관리 지침으로 적절한 것은?

① 역격리 ② 혈액격리
③ 공기주의 ④ 접촉주의
⑤ 비말주의

6 죽음 수용단계 5단계를 순서대로 배열한 것은?

보기

㉠ 분노와 우울을 수용하고 작별을 준비한다.
㉡ 죽음을 받아들이려 이를 연기하려고 노력한다.
㉢ 병을 받아들이면서 극도로 우울해한다.
㉣ 현실을 부정하고 오진이라 판단한다.
㉤ 자신에게 일어난 일에 분노를 표출한다.

① ㉤ - ㉣ - ㉢ - ㉠ - ㉡
② ㉣ - ㉤ - ㉡ - ㉢ - ㉠
③ ㉢ - ㉣ - ㉤ - ㉡ - ㉠
④ ㉠ - ㉢ - ㉣ - ㉡ - ㉤
⑤ ㉢ - ㉣ - ㉠ - ㉤ - ㉡

7 조현병의 음성증상으로 옳은 것은?

① 와해된 언어

② 사고장애

③ 환각

④ 망상

⑤ 무쾌감증

8 68세 남성 대상자는 알코올 의존증으로 입원치료중이다. 입원 2일째 안절부절못하며 손 떨림이 있고 팔에 거미가 기어 다닌다며 잠을 이루지 못할 때 이 남성에 대한 간호중재로 적절하지 않은 것은?

① 정맥주사로 수분과 전해질을 공급한다.

② 고열량, 비타민B1, 비타민C가 풍부한 식이를 제공한다.

③ 금단증상이 심한 경우 소량의 알코올을 제공한다.

④ 방의 불은 켜두고 자극이 적은 조용한 환경을 제공한다.

⑤ 심한 요동으로 탈진 우려가 있으므로 억제를 금기한다.

9 공황장애의 일반적인 증상으로 옳은 것은?

① 감각마비

② 오심

③ 기억력 저하

④ 이인증

⑤ 설사

10 정신과 병동에서 근무하는 간호사가 대상자를 만나기 이틀 전에 준비해야 하는 것은?

① 대상자에게 연락하여 대상자–간호사 간 계약을 설정한다.

② 간호진단, 목표, 계획, 우선순위를 수립한다.

③ 종결에 대한 계획을 미리 수립하고 종결에 대해 준비한다.

④ 대상자가 독자적 기능을 할 준비가 되어있는지 확인한다.

⑤ 자기 자신의 불안, 두려움, 편견에 대해 자기탐색 시간을 가진다.

11 입원한 환자가 "날 바보로 만들려는 속셈이죠?"라며 약물 투약을 강하게 거부한다. 이 상황에서 가장 먼저 시행하여야 하는 간호중재는?

① 구강 투여하는 약제일 경우 대체가능한 주사제로 변경한다.

② 약물을 복용하지 않을 시 발생할 수 있는 위험을 설명한다.

③ 투여를 중단하고 환자가 안정을 되찾을 수 있도록 한다.

④ 행동화(Acting out) 시 설정된 Regimen에 따라 행동을 제한할 수 있음을 말한다.

⑤ 환자의 음식에 약을 섞는다.

12 불면장애의 중재 방법으로 옳지 않은 것은?

① 규칙적인 기상 시간을 지킨다.

② 불규칙한 낮잠을 피한다.

③ 수면과 관계없는 자극을 침실에서 제거한다.

④ 원하는 수면시간에 도달할 때까지 취침 시간을 지연시킨다.

⑤ 주간에 적당한 운동량을 유지한다.

13 관상동맥질환에서 사용하는 약물 중 관상동맥과 말초동맥을 확장시켜 심근에 산소공급을 증가시키는 것은?

① 베타교감신경차단제

② 칼슘통로차단제

③ 항혈전제

④ 안지오텐신 II 수용체 차단제

⑤ 안지오텐신 전환 효소억제제제

14 상부 위장관에 출혈이 있을 때 가장 우선되는 간호중재로 올바른 것은?

① 활력징후 측정

② 과거병력 확인

③ 약물 투여

④ 산소 공급

⑤ 불안 관리

15 당뇨병 케톤산증의 증상으로 옳지 않은 것은?

① 탈수

② 저혈압 및 빈맥

③ 다뇨

④ 쿠스마울호흡

⑤ 저혈당

16 비정상적인 혈액점도, 혈액량 상승으로 정맥절개술, 골수억제제 사용, 수액 공급을 통해 치료하는 질환은?

① 재생불량성 빈혈

② 다혈구혈증

③ 무과립세포증

④ 호지킨병

⑤ 급성 골수구성 백혈병

17 80세 만성폐쇄성폐질환 환자에게 수행할 간호로 옳지 않은 것은?

① 폐 청진음을 규칙적으로 사정한다.

② 실내 습도를 낮춘다.

③ 필요시 흉부 물리요법을 시행한다.

④ 입술을 오므리기 호흡을 하도록 한다.

⑤ 고단백 음식을 조금씩 나누어 섭취하도록 한다.

18 HIV(human immunodeficiency virus) 치료제로 옳지 않은 것은?

① H2 수용체 차단제(H2 blocker)

② 뉴클레오사이드 역전사효소 억제제(NRTIs)

③ 비뉴클레오사이드 역전사효소 억제제(NNRTIs)

④ 단백분해효소 억제제(PIs)

⑤ 통합 효소 저해제(INSTIs)

19 소화성 궤양의 원인으로 옳지 않은 것은?

① H.pylori 균 감염

② 정서적 스트레스

③ 졸링거-엘리슨 증후군

④ 미주신경 자극 감소

⑤ NSAIDs 사용으로 인한 위 점액 분비 억제

20 다음 증상에 해당하는 질환명으로 옳은 것을 고르시오.

─── 보기 ───

심낭에 다량의 액체가 축적되어 심장을 압박하고 심실로부터 혈액의 유출입이 제한된다. 맥압이 감소하는 것이 특징이며, 저혈압, 빈맥, 경정맥 팽대, 말초청색증, 호흡곤란, 기이맥 등의 증상이 발생한다. 심장의 압력을 감소시키기 위한 심낭천자가 시행되기도 한다.

① 심낭압전

② 심낭염

③ 심근염

④ 심내막염

⑤ 류마티스성 심질환

21 노인환자와 대화 시 주의해야 할 사항으로 옳은 것은?

① 높은 목소리로 빠르게 대화한다.

② 이해하기 수월하도록 대화를 최대한 풀어서 한다.

③ 집중력이 흐려지므로 설명을 반복하지 않는다.

④ 얼굴을 마주보며 이야기한다.

⑤ 이전에 있었던 주제 위주로 대화한다.

22 70세 간부전 환자의 진단검사 결과로 옳지 않은 것은?

① 콜레스테롤 감소

② 알부민 증가

③ AST 상승

③ 혈중 암모니아 증가

⑤ 응고인자 감소

23 혈액응고인자 결핍환자의 치료를 위해 쓰이며 PT, aPTT가 정상의 1.5배 이상인 환자 또는 유전성 응고 억제제 결핍증 환자에게 쓰이는 혈액제제는?

① 전혈

② 적혈구농축액

③ 혈소판 농축액

④ 신선동결혈장

⑤ 동결침전제제

24 다음 장루 간호에 대한 설명 중 옳지 않은 것은?

① 정상 장루는 적색으로 약간 돌출되어 있다.

② 장루 주변은 약한 비누로 닦고 잘 말린다.

③ 장루주머니는 장루보다 약 $0.15 \sim 0.3cm$ 크게 절단하여 사용한다.

④ 주머니는 $4 \sim 5$일마다 교체한다.

⑤ 장루 주변에 누출물이 발생하면 닦아서 건조한다.

25 다음 증상에 해당하는 면역결핍증으로 옳은 것은?

보기

식세포의 이물질 탐식과 연관되는 효소대사의 이상으로 세포 내 살균과정에 문제가 발생한다.

① 중증 복합면역결핍증
② 위스코드 알드리치 증후군
③ 디조지 증후군
④ 무감마글로불린혈증
⑤ 만성육아종병

26 뇌졸중으로 오른쪽 편마비가 있는 환자에게 제공할 간호로 적절하지 않은 것은?

① 옷을 입을 때는 왼쪽부터 옷을 입혀준다.
② 대상자의 왼쪽에서 접근하고 콜 벨을 대상자의 시야 안에 둔다.
③ 단계별로 한 번에 한 가지만 지시하고 반복해서 알려준다.
④ 브로카 영역의 손상이 있는 경우 그림판이나 카드를 제공한다.
⑤ 족하수를 예방하기 위해 발목이 높은 신발을 신겨준다.

27 망막박리 수술 후 간호중재로 옳지 않은 것은?

① 통증이 있을 경우 진통제를 투여한다.
② 엎드린 자세나 고개를 숙이는 자세는 제한한다.
③ 눈꺼풀 부종 완화를 위해 냉찜질을 시행한다.
④ 최대한 머리를 움직이지 않도록 한다.
⑤ 눈의 휴식을 위하여 모양근 마비제를 투여한다.

28 채식주의자에게서 쉽게 발견되는 악성빈혈의 이유로 옳은 것은?

① 철분 결핍
② 비타민 B12 결핍
③ 적혈구 조기 파괴
④ 적혈구 수의 부족
⑤ 성장호르몬 결핍

29 백혈병 환자 간호로 적절하지 않은 것은?

① 아스피린이 포함된 약물을 사용하지 않는다.
② 무균식 음식 섭취를 하고 생과일은 자제시킨다.
③ 좌약을 삽입하는 침습적 처치는 제한한다.
④ 부드러운 칫솔을 사용하여 구강간호를 시행한다.
⑤ 생야채, 생과일 등을 권장한다.

30 다음 중 요추 천자에 대한 설명으로 옳지 않은 것은?

① 요추 천자는 $L_3 \sim L_4$ 또는 $L_4 \sim L_5$에 시행한다.
② 정상적인 뇌척수압은 $60 \sim 180mmH_2O(5 \sim 15mmHg)$이다.
③ 정상적인 뇌척수액은 무색, 투명하다.
④ 뇌종양이 의심될 때 요추 천자를 시행한다.
⑤ 요추 천자 직후엔 반듯한 자세로 누워 있어야 한다.

31 변형 근치 유방절제술의 설명으로 옳은 것은?

① 유방 전체를 제거하나, 림프절은 제거하지 않는다.

② 소흉근은 남겨 두고 유방, 액와림프절, 피부를 제거한다.

③ 유방, 액와림프절, 피부, 유방 및 흉근까지 절제한다.

④ 종양을 포함한 유방조직의 1/4을 제거한다.

⑤ 종양과 정상조직의 1 ~ 2cm 가장자리만 절제한다.

32 다음 중 요로결석의 위험 요인으로 옳지 않은 것은?

① 결석의 가족력

② 좌식 생활

③ 활동량의 증가

④ 수분 섭취 제한

⑤ 잦은 비뇨기계 감염

33 무의식 환자 밀봉흉관배액에서 갑자기 흉관이 빠진 경우 가장 먼저 시행되어야 할 간호는?

① 통증의 정도를 사정한다.

② 삽입 부위를 소독된 바셀린 거즈로 덮고 의사에게 보고한다.

③ Ambu – bag을 사용하여 산소를 공급한다.

④ 기흉 증상이 있는지 관찰한다.

⑤ 즉시 동맥혈 가스검사를 시행한다.

34 만성 기관지염과 폐기종의 공통적인 증상과 징후로 옳은 것은?

① $PaCO_2$ 상승, PaO_2 저하
② 공명음
③ 기좌호흡
④ 기침, 객담이 적음
⑤ 체중 감소

35 고관절 전치환술 후 탈구 예방을 위한 간호에 대한 설명으로 옳지 않은 것은?

① 높은 변기를 이용한다.
② 다리 바깥에 베개를 두어 내전 상태를 유지한다.
③ 말단 부위의 내회전을 삼간다.
④ 수술 부위가 있는 부분으로 눕지 않는다.
⑤ 팔걸이가 있는 의자를 이용한다.

36 철 결핍성 빈혈을 가진 환자에게 철분제 섭취와 관련된 교육으로 옳지 않은 것은?

① 비타민B와 함께 투여하는 것이 철분 흡수에 효과적이다.
② 식사 1시간 전에 투여하는 것이 바람직하나, 위장자극증상이 있을 때에는 식후에 복용해도 된다.
③ 대변색이 짙어질 수 있으며, 속쓰림 또는 변비 및 설사 부작용이 있을 수 있다.
④ 경구 투여가 어려운 경우 비경구로도 투여가 가능하다.
⑤ 커피, 홍차, 녹차 등은 철분의 흡수를 저하시켜 피하는 것이 좋다.

37 복막투석에 대한 설명으로 옳은 것은?

① 3 ~ 5시간의 짧은 치료 시간

② 전문적 장비 필요

③ 전신적 헤파린 요법

④ 식이 제한 필요

⑤ 환자 스스로 쉽게 조작 가능

38 뇌졸중 환자 치료를 위한 약물 요법에 대한 설명으로 적절한 것은?

① Tissue Plasminogen Activator – 증상 발현 후 24시간 후 치료를 개시하면 예후가 좋다.

② Heparin – 혈뇨, 잠혈 등 출혈에 주의하여 사용한다.

③ Aspirin – 증상 발현되는 즉시 투여해야 하는 약물이다.

④ Phenobarbital – 혈전성 뇌졸중 증상완화를 위해 사용된다.

⑤ Statin – 두개내압을 감소시키는 약물이다.

39 ( ) 안에 들어갈 신경전달물질로 옳은 것은?

> ─────── 보기 ───────
>
> 기억의 주된 기능을 하는 전달물질로 ( )이 부족하게 되면 신경전달이 제대로 안되어 알츠하이머 치매가 진행될 수 있다.

① 도파민
② 세로토닌
③ 아세틸콜린
④ 히스타민
⑤ 노르에피네프린

40 호만징후에 대한 설명으로 옳은 것은?

① 손목을 가볍게 두드릴 때 손과 손가락에 저린 감각이 발생한다.
② 손목을 20 ~ 30초 동안 강하게 굴곡 시킨 후, 무감각이나 저린 감각이 발생하는지를 사정한다.
③ 앙와위 자세에서 머리를 앞으로 굴곡 시켰을 때 고관절과 무릎이 자동으로 굴곡되면 뇌막염을 진단할 수 있다.
④ 무릎을 구부리고 발목을 천천히 등 쪽으로 굽힐 때 생기는 장딴지의 통증으로 혈전성 정맥염을 진단할 때 사용한다.
⑤ 고관절탈구의 징후로 손상당한 쪽 골반이 반대 쪽 골반보다 상대적으로 높아진다.

1 다음 글을 읽고 이해한 내용으로 옳지 않은 것은?

보기

매년 9월 21일은 '치매 극복의 날로 1995년 세계보건기구(WHO)가 지정한 날이다. 우리나라는 보건복지부가 주관하여 치매 관리의 중요성을 알리고 공감 형성을 위해 2008년부터 치매 인식개선과 극복 프로그램 캠페인을 열고 있다.

급속한 고령화에 따른 치매환자 규모가 증가하는 추세다. 총인구 중 노인인구의 비율은 2020년 15.7%에서 2030년 25.0%로 증가할 전망이며 이에 노인성 질환인 치매환자도 빠르게 증가하고 있다. 2020년 65세 이상 중 치매 유병률은 약 83.2만 명(10.3%)로 추산되었으며 2050년에는 약 302만 명(전체 노인의 15.9%)까지 증가를 예측하고 있다.

[표 1] 노인 인구 규모 및 치매 유병율 변화

구분	2015년	2020년	2025년	2030년	2050년
총인구	5,062만 명	5,178만 명	5,191만 명	5,193만 명	4,775만 명
노인인구 (65세 이상)	662만 명	813만 명	1,051만 명	1,298만 명	1,901만 명
치매노인 (65세 이상)	64.8만 명	83.2만 명	107.7만 명	136만 명	302.3만 명
치매유병률	9.8%	10.3%	10.3%	10.5%	15.9%

정부는 2008년 9월 제1차 치매관리종합계획을 발표한 후 치매 문제 해결을 위한 국가 차원의 노력에 박차를 가했다. 2012년 7월에 치매 관리법에 근거하여 제2차 치매 관리종합계획을 발표하였고, 4대 사업 목표로 치매 조기발견 및 예방강화, 맞춤형 치료 및 보호 강화, 효과적 치매관리를 위한 인프라 확충, 가족지원 강화 및 사회적 인식 개선을 확정했다. 2016년에는 OECD가 발표한 10대 치매 관리 핵심 정책 목표를 기준으로 제3차 치매관리 종합센터를 발표했으며, 이어 2017년에는 '치매국가책임제 추진계획'을 발표하여 치매 지원 센터 확대, 치매 안심병원 설립, 치매 의료비 90% 건강보험 적용, 요양보호사 처우 개선, 전문 요양보호사 파견제도 도입 등을 내세웠다. 2021년에 발표한 제4차 치매관리 종합계획(201 ~ 2025)은 전문화된 치매관리와 돌봄을 위해 사회적 농업을 활용하는 야외치유 프로그램을 확산·실시하는 등 치매관리 공급 인프라를 확대하고 초고령사회에 대응한 치매 연구 및 기술개발 지원 확대 등 치매 관련 인프라의 연계체계를 마련하고 제도 개선을 통한 기반을 구축했다.

※ 사회적농업 : 농업 활동을 통해 노인, 장애인 등 사회적 약자에게 돌봄·교육·일자리 등을 제공하는 활동

① 매년 치매 극복의 날에 보건복지부 주관의 캠페인이 주최된다.

② 2016년에는 OECD가 발표한 10대 치매 관리 핵심 정책 목표를 기준으로 치매관리종합계획이 발표됐다.

③ 제4차 치매관리종합계획에서 초고령사회에 대응하기 위한 제도 개선을 마련했다.

④ 2030년 우리나라 치매노인의 비율은 전체 노인의 15.9%를 차지할 것으로 예측한다.

⑤ 치매 유병률은 지속적으로 증가할 것으로 예상된다.

2 다음 글에서 관련 없는 부분은?

ㄱ 스마트 농업은 농업 가치사슬 전반에 걸쳐 ICT 기술이 융합된 자동화·지능화 농업으로, 기존의 관행적이고 경험적인 방법과 달리 과학적이고 분석적인 농업이다. 노지농업은 인공 시설을 활용하여 가온(加溫)이나 보온(保溫) 없이 자연조건 그대로 작물을 재배하는 농업이다. 노지농업은 외부 환경 변화에 큰 영향을 받는다는 단점이 있는데, 이에 농업 선진국들은 재배 작물의 생육 상태와 외부환경 변화를 측정하고 분석하여 맞춤형 정밀농업을 도입해오고 있다. 이 두 개념을 융합한 노지 스마트 농업은 ICT 기술을 활용한 데이터 기반의 정밀 농업으로, 영농 데이터 흐름에 따라 관찰−처방−농작업−결과분석 4단계로 구분할 수 있으며 각 단계에서는 센서 기술, 정보통신기술, 스마트농기계 기술이 적용된다. ㄴ 먼저 관찰 단계에서는 토양, 생육, 수확량 등의 데이터를 통해서 경작지와 농작물의 상태를 파악하고 기초정보를 구축한다. 그렇기 때문에 양질의 데이터 확보가 중요한데, 최근에는 사물인터넷(IoT)이 도입되면서 실시간 데이터 수집과 처리가 가능해졌다. 처방 단계에서는 수집된 데이터를 기반으로 작업 시기와 농자재 투입량을 결정한다. 빅데이터, 인공지능 등의 기술을 활용하여 보다 정확한 진단과 처방이 가능하다. ㄷ 작물은 자연으로부터 에너지를 얻고 스스로 광합성을 하면서 토양을 통해 필요한 양분을 흡수하지만, 수확량이 중요한 작물에는 특히 많이 필요한 원소인 다량 원소를 적절하게 공급해주기 위해 비료를 사용한다. 농작업 단계에서는 데이터 기반의 처방에 따라서 적재적소에 필요한 만큼의 농자재를 투입하는데, 과거에는 사전 조사된 정보를 작업용 지도에 입력하고 진행했지만, 현재는 자율주행 농기계의 발달로 사람의 개입을 최소화한 자동화·지능화 작업으로 이루어지고 있다. 마지막으로 결과분석 단계에서는 수행한 농작업을 새로운 데이터로 축적하고 다시 활용한다. 정확한 영농일지는 차년도 영농계획에 필요한 주요 데이터로 활용된다. 우리나라도 2020년부터 노지 농업의 스마트화를 본격적으로 추진해오고 있다. ㄹ 현재 정부가 운영하는 시범사업은 궁극적으로는 데이터를 수집하고 활용하는 노지 영농의 스마트화 기반 마련을 목표로 한다. 시범사업은 주산지 중심으로 경작지를 50㏊ 이상으로 규모화하고 단지를 집적화한 지역 공동경영체 단위에서 선정된 특화 품종을 중심으로 추진되고 있다. 1980년대 정밀농업 개념이 정립한 미국은 노지 스마트 농업의 주도국이다. 2000년대에 전국으로 보급되면서, 2010년대부터는 데이터 기반의 정밀농업인 노지 스마트농업으로 발전하고 있다. 네덜란드는 2010년부터 노지 분야에서 정밀농업 확산을 위한 정밀농업 프로그램을 추진했고 2018년부터 데이터의 수집과 활용을 강화하고 정밀농업 활용도를 향상시키기 위하여 정밀농업 국가실험프로젝트를 추진하고 있다. 국내 노지 스마트 농업은 이제 시작 단계에 머물러 있으나, ㅁ 향후 빅데이터와 인공지능의 발전과 함께 소규모 농업인의 소득 향상, 청년농 유입에 긍정적인 영향을 가져올 것으로 전망된다.

① ㄱ
② ㄴ
③ ㄷ
④ ㄹ
⑤ ㅁ

3 다음은 ○○공사의 기간제 근로자 채용 공고문이다. 이에 대한 설명으로 바르지 않은 것은?

보기

□ 접수기간 : 20xx. 2. 17.(금) ~ 20xx. 2. 21.(화) (09:00 ~ 18:00)

□ 접수방법 : 이메일(abcde@fg.or.kr)

□ 제출서류

 – 이력서 및 자기소개서 1부(반드시 첨부 양식에 맞춰 작성요망)

 – 자격증 사본 1부(해당자에 한함)

□ 서류전형발표 : 20xx. 2. 22.(수) 2시 이후(합격자에게만 개별 유선통보)

□ 면접전형 : 20xx. 2. 23.(목) 오후

 – 면접장소 : 경기도 성남시 분당구 성남대로 54번길 3 경기지역본부 2층

□ 최종합격자 발표 : 20xx. 2. 24.(금) 오전(합격자에게만 개별 유선통보)

  ※ 위 채용일정은 채용사정에 따라 변동 가능

□ 근로조건

 – 구분 : 주거복지 보조

 – 근무지 : ○○공사 경기지역본부

 – 근무조건 : 1일 8시간(09 ~ 18시) 주 5일 근무

 – 임금 : 월 230만 원 수준(수당 포함)

 – 계약기간 : 6개월(최대 2년 미만)

 – 4대 보험 가입

  ※ 최초 6개월 이후 근무성적평정 결과에 따라 추가 계약 가능

  ※ 예산 또는 업무량 감소로 인원 감축이 필요하거나 해당 업무가 종료되었을 경우에는 그 시기까지를 계약기간으로 함(최소 계약기간은 보장함).

① 접수 기간 내 접수가 가능한 시간은 근로자의 근무시간대와 동일하다.

② 제출서류는 양식에 맞춰 이메일로만 제출 가능하며, 모든 지원자가 관련 자격증을 제출해야 하는 것은 아니다.

③ 서류전형 발표일 오후 늦게까지 아무런 연락이 없을 경우, ○○공사 홈페이지에서 확인을 해야 한다.

④ 최종합격자의 공식 근무지는 경기도 성남시 분당구에 위치하게 된다.

⑤ 업무량 감소에 따른 인원 감축이 필요할 경우 그 시기까지 계약기간으로 한다.

4 다음 문장이 들어갈 곳으로 알맞은 것은?

> 면접관들이 면접자들을 평가할 때 그들의 부분적인 특성인 외모나 용모, 인상 등만을 보고 회사 업무에 잘 적응할 만한 사람이라고 판단하는 경우 이러한 효과가 작용했다고 할 수 있다.

─── 보기 ───

㉠ 처음 보는 사람을 평가할 때 몇 초 안에 첫인상이 모든 것을 좌우한다고 할 수 있다. 첫인상이 좋으면 이후에 발견되는 단점은 작게 느껴지지만 첫인상이 좋지 않으면 그의 어떠한 장점도 눈에 들어오지 않는 경우가 많다. ㉡ 미국 유명 기업 CEO들의 평균 신장이 180cm를 넘는다는 것 역시 큰 키에서 우러나오는 것들이 다른 특징들을 압도했다고 볼 수 있을 것이다. ㉢ 소비자들이 가격이 비싼 명품 상품이나 인기 브랜드의 상품을 판단할 때 대상의 품질이나 디자인에 있어 다른 브랜드의 상품들에 비해 우수할 것이라고 생각하는 경우도 역시 이러한 내용이 작용한 결과라고 볼 수 있다. ㉣ '브랜드의 명성'이라는 일부에 대한 특성이 품질, 디자인 등 대상의 전체적인 평가에까지 영향을 준 것이다. ㉤

① ㉠

② ㉡

③ ㉢

④ ㉣

⑤ ㉤

5 다음 글은 합리적 의사결정을 위해 필요한 절차적 조건 중의 하나에 관한 설명이다. 다음 〈보기〉 중 이 조건을 위배한 것끼리 묶은 것은?

합리적 의사결정을 위해서는 정해진 절차를 충실히 따르는 것이 필요하다. 고도로 복잡하고 불확실하나 문제상황 속에서 결정의 절차가 합리적이기 위해서는 다음과 같은 조건이 충족되어야 한다

〈조건〉

정책결정 절차에서 논의되었던 모든 내용이 결정절차에 참여하지 않은 다른 사람들에게 투명하게 공개되어야 한다. 그렇지 않으면 이성적 토론이 무력해지고 객관적 증거나 논리 대신 강압이나 회유 등의 방법으로 결론이 도출되기 쉽기 때문이다.

보기

㉠ 심의에 참여한 분들의 프라이버시 보호를 위해 오늘 회의의 결론만 간략히 알려드리겠습니다.

㉡ 시간이 촉박하니 회의 참석자 중에서 부장급 이상만 발언하도록 합시다.

㉢ 오늘 논의하는 안건은 매우 민감한 사안이니만큼 비참석자에게는 그 내용을 알리지 않을 것입니다. 그러니 회의자료 및 메모한 내용도 두고 가시기 바랍니다.

㉣ 우리가 외부에 자문을 구한 박사님은 이 분야의 최고 전문가이기 때문에 참석자 간의 별도 토론 없이 박사님의 의견을 그대로 채택하도록 합시다. 오늘 안건은 매우 첨예한 이해관계가 걸려 있으니 상대방에 대한 반론은 자제해주시고 자신의 주장만 말씀해주시기 바랍니다.

---

① ㉠㉡

② ㉠㉢

③ ㉢㉣

④ ㉢㉤

⑤ ㉣㉤

6 외국인 공공형 외국인 계절근로제 MOU를 위해 베트남 현지에 파견 직원을 보낼 예정이다. 다음 선발 평가 공고를 보고 파견될 가능성이 높은 지원자를 모두 고르면? (단, 평가 결과, 종합 평점이 90점 이상이면 우선대상자로 선정한다)

보기

〈20xx년도 베트남 파견자 선발 평가 공고〉

1. 심사 항목
   가. 전문성 및 업무 경력
   나. 현지 적응력
   다. 외국어능력
   라. 활동계획서

2. 전문성 및 업무 경력 : 전년도 종합 근무평가 결과 및 전년도 기준 업무 경력 평가

종합 근무평가 결과	점수	업무 경력	점수
A+	20	8년 이상	20
A ~ A0	18	8년 미만 ~ 5년 이상	18
B+ ~ B0	16	5년 미만 ~ 3년 이상	16
C+ ~ C	14	3년 미만	14

3. 현지 적응력 : 해외 체류 경험

해외 체류 경험	점수	해외 체류 경험	점수
2년 이상	20	3개월 이상 ~ 1년 미만	8
1년 이상 ~ 2년 미만	15	3개월 미만	2

※ 해외 체류 경험을 확인할 수 있는 서류를 반드시 제출해야 함

4. 외국어 능력 : 영어 능력

외국어 능력	점수	외국어 능력	점수
1등급 : 비즈니스 회화 90점 이상	18	3등급 : 비즈니스 회화 70점 이상	7
2등급 : 비즈니스 회화 80점 이상	15	4등급 : 비즈니스 회화 60점 이상	3

※ 1) 무역영어 자격증 소지자에게 가산점 20점을 부여함
   2) 비즈니스 회화 점수가 60점 미만일 경우 부과되는 점수는 없음

5. 활동계획서 : 사업진행에 따른 적합성 및 목표, 세부활동계획서와의 연계성
※ 30점 만점으로 지원자 부서 팀장, 해외법인 팀장이 각각 부여함

지원자	전문성	업무 경력	현지 적응력	외국어능력	활동계획서
유**	A+	8년	17개월	73점	27점
한**	B0	3년	18개월	82점	28점
장**	A+	6년	10개월	85점	25점
서**	C	7년	27개월	67점	26점
박**	B+	2년	23개월	90점	26점
계**	A0	5년	15개월	92점	27점

① 유**, 장**

② 서**, 박**

③ 한**, 박**

④ 한**, 계**

⑤ 유**, 계**

7 H 기업 영업부장인 甲은 차장 乙 그리고 직원 丙, 丁과 함께 총 4명이 장거리 출장이 가능하도록 배터리 완전충전 시 주행거리가 200km 이상인 전기자동차 1대를 선정하여 구매팀에 구매를 의뢰하려고 한다. 다음을 근거로 판단할 때, 甲이 선정하게 될 차량은?

보기

❏ 배터리 충전기 설치

    구매와 동시에 회사 주차장에 배터리 충전기를 설치하려고 하는데, 배터리 충전시간(완속 기준)이 6시간을 초과하지 않으면 완속 충전기를, 6시간을 초과하면 급속 충전기를 설치하려고 한다.

❏ 정부 지원금

• 정부는 전기자동차 활성화를 위하여 전기자동차 구매 보조금을 구매와 동시에 지원하고 있는데, 승용차는 2,000만 원, 승합차는 1,000만 원을 지원하고 있다. 승용차 중 경차는 1,000만 원을 추가로 지원한다.

• 배터리 충전기에 대해서는 완속 충전기에 한하여 구매 및 설치비용을 구매와 동시에 전액 지원하며, 2,000만 원이 소요되는 급속 충전기의 구매 및 설치비용은 지원하지 않는다.

❏ 차량 선택

• 배터리 충전기 설치와 정부 지원금을 감안하여 甲은 차량 A ~ D 중에서 실구매 비용(충전기 구매 및 설치비용 포함)이 가장 저렴한 차량을 선택하려고 한다. 단, 실구매 비용이 동일할 경우에는 '점수 계산 방식'에 따라 점수가 가장 높은 차량을 구매하려고 한다.

❏ 점수 계산 방식

• 최고속도가 120km/h 미만일 경우에는 120km/h를 기준으로 10km/h가 줄어들 때마다 2점씩 감점
• 승차 정원이 4명을 초과할 경우에는 초과인원 1명당 1점씩 가점

❏ 구매 차량 후보

차량	A	B	C	D	E
최고속도(km/h)	130	100	140	120	120
완전충전 시 주행거리(km)	250	200	300	300	250
충전시간(완속 기준)	7시간	5시간	4시간	5시간	8시간
승차 정원	6명	8명	4명	5명	2명
차종	승용	승합	승용 (경차)	승용	승용 (경차)
가격(만 원)	5,000	6,000	8,000	8,000	4,000

① A
② B
③ C
④ D
⑤ E

8 다음 조건을 바탕으로 을순이의 사무실과 어제 갔던 식당이 위치한 곳을 올바르게 짝지은 것은?

───── 보기 ─────

• 갑동, 을순, 병호는 각각 10동, 11동, 12동 중 한 곳에 사무실이 있으며 서로 같은 동에 사무실이 있지 않다.
• 이들 세 명은 어제 각각 자신의 사무실이 있는 건물이 아닌 다른 동에 있는 식당에 갔었으며, 서로 같은 동의 식당에 가지 않았다.
• 병호는 12동에서 근무하며, 갑동이와 을순이는 어제 11동 식당에 가지 않았다.
• 을순이는 병호가 어제 갔던 식당이 있는 동에서 근무한다.

	사무실	식당
①	11동	10동
②	10동	11동
③	12동	12동
④	11동	12동
⑤	10동	12동

9 다음 조건을 참고할 때, 4명이 입고 있는 옷의 색깔을 올바르게 설명하고 있는 것은?

───── 보기 ─────

• A, B, C, D 4명은 각기 노란색, 초록색, 검정색, 흰색 옷을 입고 있다.
• A는 검정색 옷을 입지 않았다.
• C는 노란색 옷을 입지 않았다.
• B는 노란색 옷을 입었다.
• D는 초록색 옷을 입지 않았다.

① A가 흰색 옷을 입었다면 C는 노란색 옷을 입고 있다.
② C가 흰색 옷을 입었다면 A는 검정색 옷을 입고 있다.
③ A가 흰색 옷을 입었다면 C는 초록색 옷을 입고 있다.
④ B가 노란색 옷을 입었다면 D는 초록색 옷을 입고 있다.
⑤ B가 흰색 옷을 입었다면 A는 검정색 옷을 입고 있다.

10 다음은 W기업 토론 면접상황이다. 다음 중 한 팀이 될 수 있는 사람들은 누구인가?

보기

- A, B, C, D, E, F의 여섯 명의 신입사원들이 있다.
- 신입사원들은 모두 두 팀 중 한 팀에 속해야 한다.
- 한 팀에 3명씩 두 팀으로 나눠야 한다.
- A와 B는 한 팀이 될 수 없다.
- E는 C 또는 F와 한 팀이 되어야 한다.

① A, B, C

② A, B, F

③ A, C, E

④ A, C, F

⑤ A, B, E

11 다음은 업무에 필요한 소프트웨어에 대해 설명한 자료이다. 그런데 빨리 정리하다보니 잘못된 내용이 정리되어 있는 것이 발견되었다. 잘못 설명된 내용은 어느 것인가?

프로그램명	설명
워드프로세서	문서를 작성하고 편집하거나 저장, 인쇄할 수 있는 프로그램 예 Word, HWP
스프레드시트	대량의 자료를 관리하고 검색하거나 자료 관리를 효과적으로 하게 하는 프로그램 예 오라클, Access
프레젠테이션	각종 정보를 사용자 또는 다수의 대상에게 시각적으로 전달하는데 적합한 프로그램 예 Power Point, 프리랜스 그래픽스
그래픽 소프트웨어	새로운 그림을 그리거나 그림 또는 사진 파일을 불러와 편집하는 프로그램 예 포토샵, 일러스트레이터, 3DS MAX
유틸리티	사용자가 컴퓨터를 효과적으로 사용하는데 도움이 되는 프로그램 예 파일 압축 유틸리티, 바이러스 백신, 동영상 재생 프로그램

① 워드프로세서

② 스프레드시트

③ 프레젠테이션

④ 그래픽 소프트웨어

⑤ 유틸리티

12 C열을 기준으로 오름차순 정렬했을 때 [C9] 셀의 값은?

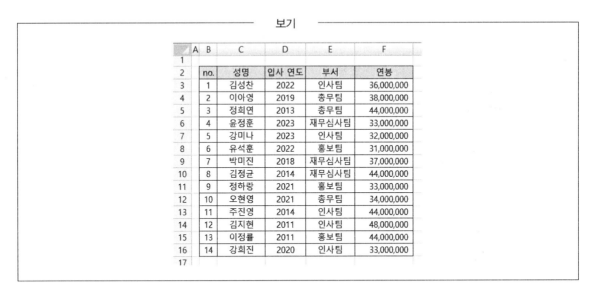

① 정하랑   ② 윤정훈
③ 박미진   ④ 오현영
⑤ 이아영

13 다음은 정보 분석 절차를 도식화한 것이다. 이를 참고할 때, 공공기관이 새롭게 제정한 정책을 시행하기 전 설문조사를 통하여 시민의 의견을 알아보는 행위가 포함되는 것은 (가) ~ (마) 중 어느 것인가?

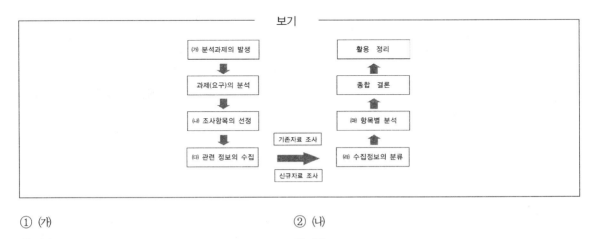

① (가)   ② (나)
③ (다)   ④ (라)
⑤ (마)

14 우대 자격증을 제출한 지원자에게 가산점 1점씩 부여했을 때, [H2] 셀에 들어갈 수식으로 옳은 것은?

보기

	A	B	C	D	E	F	G	H
1	지원 번호	지원자	자격증 1	자격증 2	자격증 3	자격증 4	자격증 5	종 가산점
2	20240101	김빛나	O	X	X	O	X	
3	20240102	김규호	X	X	X	O	O	
4	20240103	강지나	X	X	O	X	X	
5	20240104	도영훈	X	O	O	O	X	
6	20240105	박규정	X	O	X	O	X	
7	20240106	배영지	O	O	X	X	X	
8	20240107	신이현	O	X	O	O	X	

① =CHOOSE(C2:G2,"O")*1

② =COUNT(C2:G2,"O")*1

③ =COUNTIF(C2:G2,"O")*1

④ =SUMIF(C2:G2,"O")*1

⑤ =SUM(C2:G2,"O")*1

15 국내에서 사용하는 인터넷 도메인(Domain)은 현재 2단계 도메인으로 구성되어 있다. 다음 중 도메인 종류와 해당 기관의 성격이 올바르게 연결되지 않은 것은?

① re.kr - 연구기관

② pe.kr - 개인

③ kg.kr - 유치원

④ ed.kr - 대학

⑤ or.kr - 비영리기관

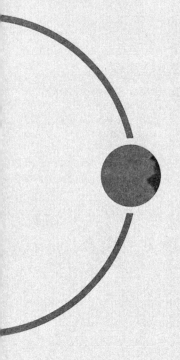

PART

02

정답 및 해설

제 01 회 | 정답 및 해설

1	2	3	4	5	6	7	8	9	10
③	②	①	④	①	④	④	③	③	⑤
11	12	13	14	15	16	17	18	19	20
④	②	①	④	③	①	③	③	①	③
21	22	23	24	25	26	27	28	29	30
⑤	④	③	⑤	②	④	③	③	③	⑤
31	32	33	34	35	36	37	38	39	40
⑤	①	⑤	③	①	④	①	②	①	①

1

과목	기본간호학	난이도	●○○	정답	③

③ 수면을 증진시키는 호르몬인 멜라토닌은 뇌에서 생성되는 신경호르몬으로 일주기 리듬을 조절하고 수면을 촉진한다. 그 외, 벤조다이아제핀 수용체 작용제 약물(zolpidem)은 수면 전 시간을 감소하고 전체 수면시간을 증가시키며 적은 부작용으로 노인들의 수면제로 많이 사용된다. Ramelton(Rozerem)은 수면의 유지가 아니라 수면 개시를 촉진하기 위해서 처방되고, 장기간 사용하며 멜라토닌 수용체를 활성화한다.

①②④⑤ 수면을 각성시키는 호르몬이다.

2

과목	기본간호학	난이도	●○○	정답	②

ⓒ 주사 시 대상자의 신체에서 90°로 주삿바늘을 삽입한다.

ⓔ 주사 후 약물 유출을 막기 위해 마사지를 하지 않는다.

3

과목	기본간호학	난이도	●○○	정답	①

무기폐의 예방과 치료를 위해 강화 폐활량계를 사용한다.

		회독 오답수		
		1회독	2회독	3회독
		개	개	개

4

과목	기본간호학	난이도	●○○	정답	④

뼈가 돌출된 부위에 체중 경감을 위해 베개를 사용해야 하나, 도넛베개는 국소 압력을 증가시키므로 사용하지 않는다.

✎ **PLUSTIP 욕창 간호**

㉠ 2시간마다 체위를 변경

㉡ 뼈 돌출 부위의 체중 경감을 위해서 베개를 사용

㉢ 뼈 돌출 부위의 마사지는 금함

㉣ 실금 및 상처의 습기로부터 피부를 보호

㉤ 에어 매트리스를 적용하여 신체부위의 압박을 완화

㉥ 고단백 식이를 공급

5

과목	기본간호학	난이도	●○○	정답	①

① O는 객관적 자료로, 객관적인 자료는 관찰과 측정이 가능한 자료를 의미한다.

②③⑤ SOAPIE 형식 중 'A'(사정)에 해당한다.

④ SOAPIE 형식 중 'I'(수행)에 해당한다.

✎ **PLUSTIP 문제 중심 기록 SOAPIE**

• 주관적 자료(Subjective data)

• 객관적 자료(Objective data)

• 사정(Assessment)

• 계획(Planning)

• 수행(Implementation)

• 평가(Evaluation)

6	과목	기본간호학	난이도	●○○	정답	④

ABGA 채혈 부위는 요골동맥, 상완동맥, 대퇴동맥이다. 아기의 경우 모세혈관에서 채혈하고 신생아는 제대혈을 사용하기도 한다.

7	과목	정신간호학	난이도	●○○	정답	④

④ 명료화 : 애매모호한 것, 간호사가 이해하지 못한 것에 대해 명확하게 하는 것이다.

① 반영 : 대상자가 진술한 내용을 간략하고 새로운 언어로 바꾸어 말하는 것이다.

② 초점 맞추기 : 대상자가 주제에서 벗어나지 않고 하나의 주제에 집중할 수 있도록 하는 것이다.

③ 직면 : 직접적인 언급으로 대상자의 말과 행동의 모순을 대상자에게 인지시키는 것이다.

⑤ 요약 : 대화가 끝난 후 대화의 느낌, 사고를 정리하는 것이다.

8	과목	정신간호학	난이도	●●○	정답	③

초자아는 가장 나중에 완성되는 성격구조로, 부모의 훈육을 통해 부모와 사회가 금지하는 것, 도덕적 규범 등을 알게 된다. 즉, 외부로부터 양심, 도덕, 가치를 얻어 본능을 조절하며 의식, 무의식, 전의식 모두에서 나타난다. 초자아가 이드를 과도하게 억제할 경우 죄의식, 신경증적 성격이 나타나고, 반대로 초자아가 이드의 충동을 조절하지 못하면 반사회적 성격이 나타난다.

9	과목	정신간호학	난이도	●●○	정답	③

③ 폭식장애 : 신경성 폭식증과는 다르게 체중 감소에 집착하지 않는다. 배가 고프지 않아도 폭식하며 폭식 후 자기 혐오감에 빠지는 것이 특징이다.

① 이식증 : 만 1 ~ 2세의 아동에게 주로 나타나는 증상으로 흙이나 모래, 머리카락 등을 반복적으로 먹는 증상이다.

② 반추장애 : 만 1세 유아에게 나타나는 증상으로 음식물이 반복적으로 역류하여 역류된 음식을 되씹는 증상이다.

④ 신경성 폭식증 : 폭식 후 체중 증가를 피하기 위해 구토를 반복하는 증상이다.

⑤ 신경성 식욕부진 : 체중 증가에 대한 두려움으로 음식을 극단적으로 섭취하지 않으려는 증상이다.

| 10 | 과목 | 정신간호학 | 난이도 | ●●○ | 정답 | ⑤ |

⑤ 주변 환경에서 위험한 물건을 확인하고 제거하며 약물을 처방받은 경우 복용여부를 확인한다.

①② 자살 계획이나 자살사고가 있는 대상자에게 혼자만의 시간을 제공하지 않고 불규칙적으로 병실을 순회하여 관찰한다.

③④ 자살 계획이나 자살 사고에 대해 직접적으로 질문하고 우울환자의 경우 급작스러운 행동변화가 있는 경우 더 유의 깊게 관찰한다.

| 11 | 과목 | 정신간호학 | 난이도 | ●○○ | 정답 | ④ |

②④ 환자를 이해하는 태도로 반응이 없더라도 대화를 한다. 이때, 지나치게 적극적인 모습으로 접근하는 것을 피하도록 한다.

① 혼자 두는 것은 자살의 위험이 있다.

③⑤ 동정심을 가지고 환자를 대하거나 함께 우울한 모습을 보일 경우 환자는 오히려 절망하며 더욱 무력감에 빠질 수 있으니 피한다.

| 12 | 과목 | 정신간호학 | 난이도 | ●●○ | 정답 | ② |

② 리튬의 혈중농도가 1.5mEq/L 이상 시 오심, 구토, 설사, 식욕부진, 운동실조와 같은 독성 증상이 나타날 수 있다.

① 리튬은 항조증제로 자의로 복용을 중단해서는 안 되며 전문의와 상의 후 투약을 중단해야 한다.

③ 낮은 용량에서부터 적절한 속도로 증량해야 이상반응을 예방할 수 있다.

④ 리튬 복용 시 심장, 신장, 갑상선 기능에 영향을 미칠 수 있으므로 혈중 농도를 주의 깊게 모니터링해야 한다.

⑤ 염분과 수분 섭취가 감소한 경우 리튬의 혈중 농도가 증가할 수 있으므로 약물을 복용하는 동안 적절한 염분과 수분 섭취가 필요하다.

| 13 | 과목 | 성인간호학 | 난이도 | ●●○ | 정답 | ① |

② 우심부전의 증상은 주로 마지막 단계에 나타난다.

③ 근복적으로 개선해주는 약물은 없으며, 대부분 손상된 판막을 제거하고 인공판막을 삽입하는 인공판막 치환술을 시행하여 치료한다.

④ 후기 증상으로 피로, 허약감, 기좌 호흡, 발작성 야간 호흡, 폐부종 등이 있다.

⑤ 대동맥판막 협착은 주로 노년기에 호발하며 80%가 남성이다.

| 14 | 과목 | 성인간호학 | 난이도 | ●○○ | 정답 | ④ |

경결의 직경이 0 ~ 4mm면 음성, 5 ~ 9mm면 위양성, 10mm 이상이면 양성을 의미한다.

| 15 | 과목 | 성인간호학 | 난이도 | ●●○ | 정답 | ③ |

① 크론병은 구강부터 항문까지 소화관의 어느 부위에서나 발병한다. 회장말단부위에 호발한다.
②④ 출혈은 드물고 우하복부의 통증이 있다.
⑤ 치질과 항문 주위 농양, 누공, 궤양 등이 나타나지만 암으로 진행은 흔하지 않다.

| 16 | 과목 | 성인간호학 | 난이도 | ●○○ | 정답 | ① |

① 음식물이 빠르게 내려가는 것을 막기 위해 식후에는 누워있는 것이 좋다.
② 고지방·고단백 식이는 위 내 음식물 정체시간을 증가시키고 신체 회복을 도우며, 저탄수화물은 혈당의 급격한 상승과 과도한 인슐린 분비를 막아 저혈당을 예방한다.
③ 국물이 많은 음식은 소화가 빠르게 되므로 피하도록 한다.
④ 식전 1시간, 식후 2시간 동안은 수분 섭취를 제한하도록 한다.
⑤ 수술 후 위에 무리가 가지 않도록 유동식에서 연식, 일반식으로 단계적인 식사를 하도록 한다.

| 17 | 과목 | 성인간호학 | 난이도 | ●○○ | 정답 | ③ |

① 감각마비성 방광장애 : 외측척수로가 차단된 결과로 방광감각 신경이 소실되어 소변이 차는 것을 느끼지 못한다.
② 억제불능성 신경성 방광장애 : 척수의 피질조절로의 병변으로 감각신경과 운동신경은 정상이다. 조절능력이 상실되어 요의감이 느껴지면 즉시 배뇨한다.
④ 자율신경성 방광장애 : S_2 ~ S_4의 모든 신경 연결이 파괴되어 감각신경과 운동신경이 소실된다. 보조수단 없이는 배뇨할 수 없다.
⑤ 반사성 신경성 방광장애 : 천골분절 이상의 척수절단으로 인해 발생하며 감각이 없고 방광이 반사적으로 수축하나, 완전히 비우지 못한다.

18

과목	성인간호학	난이도	●●○	정답	③

① 동정맥루가 있는 사지에는 정맥주사, 채혈, 혈압 측정 등을 하지 않는다.

② 혈관 통로가 막히지 않았는지 매일 자주 진동(thrill) 및 잡음(bruit)을 확인한다.

④ 동정맥루 수술 한 달 후부터 혈관이 성숙해져 투석이 가능하다.

⑤ 수술 후 2일부터 부종과 통증이 없어지면 공 주무르기 등의 운동을 시작한다.

19

과목	성인간호학	난이도	●○○	정답	①

유방암의 호르몬 요인으로 12세 이전의 조기 초경, 55세 이후의 늦은 완경, 경구 피임약, 30세 이후의 초산, 자궁내막암, 난소암, 양성 유방질환, 모유 수유를 전혀 하지 않은 경우가 있다. 비 호르몬 요인으로는 유방암 가족력, 비만, 잦은 음주, 야간교대근무자, 연령(65세 이상)이 있다.

20

과목	성인간호학	난이도	●○○	정답	③

급성 신부전은 BUN과 혈청크레아티닌이 상승한다.

✎PLUS TIP 급성신부전

신기능이 수시간에서 수일에 걸쳐 빠르게 감소되어 질소혈증과 수분-전해질 불균형이 나타나는 것을 말한다. 급성 신부전의 가장 흔한 원인은 허혈과 신장독성물질인데, 혈액이 신장을 통과하기 때문에 신장은 이 두 가지 인자에 대해 특히 취약하다. 혈액의 압력이나 혈량의 감소는 신장조직 허혈의 원인이 된다. 그리고 혈중의 신장독성물질은 신장조직을 직접적으로 손상시킨다.

21

과목	성인간호학	난이도	●●○	정답	⑤

① 일과성 허혈성 발작 : 일시적이고 국소적인 뇌 허혈에 의해 생긴 갑작스럽고 짧은 신경학적 기능부전이다.

② 뇌혈관연축 : 지주막하출혈 이후 지주막하공간에 있는 혈관들이 수축을 일으켜 허혈성 신경학적 장애를 일으키는 것이다.

③ 뇌동맥류 : 뇌혈관의 국소부위가 주머니 모양으로 팽창된 것으로 약해진 혈관이 파열되어 뇌실질 내 출혈과 지주막하출혈이 초래된다.

④ 뇌동정맥 기형 : 모세혈관에 선천성 결손이 있는 혈관병변이다.

| 22 | 과목 | 성인간호학 | 난이도 | ●○○ | 정답 | ④ |

① 혼수 : 모든 자극에 반응이 없다.

② 반혼수 : 강한 자극에만 반사 반응이 있으며 자발적인 움직임은 거의 없다.

③ 혼미 : 지속적이고 강한 자극에만 반응을 보인다.

⑤ 명료 : 정상적인 의식상태로 자극에 적절한 반응을 즉시 보인다.

| 23 | 과목 | 성인간호학 | 난이도 | ●○○ | 정답 | ③ |

①②④⑤ 중증 근무력증 관련 증상이다.

| 24 | 과목 | 성인간호학 | 난이도 | ●○○ | 정답 | ⑤ |

Heparin은 항응고제로써 antithrombinⅢ의 항응고 작용을 촉진하고, 혈중 농도 유지를 위해 aPTT를 모니터링을 한다. 출혈 및 혈소판 감소증의 부작용이 있으며 태반은 통과하지 못하므로 임신 중에도 사용할 수 있다.

| 25 | 과목 | 성인간호학 | 난이도 | ●●○ | 정답 | ② |

현기증을 유발하는 동작을 반복하여 손상된 균형체계를 보상하는 전정재활 치료를 시행한다.

| 26 | 과목 | 성인간호학 | 난이도 | ●●○ | 정답 | ④ |

인대, 건, 근육 등의 연부조직 손상은 초음파검사로 확인이 가능하다.

27

과목	성인간호학	난이도	●○○	정답	③

① 보체 : 항체가 결합한 세균이나 세포를 살균 또는 용해 작용을 하는 단백질이다.

② 림프구 : 기능과 세포 표면 표지자에 따라서 크게 B세포, T세포, 자연살해세포(NK cell)로 나뉜다.

④ 단핵구 : 골수계 세포에서 유래하여 혈관 내로부터 조직 내로 이동하여 대식 세포나 수지상 세포로 분화한다.

⑤ 호중구 : 골수 내의 조혈 줄기세포에 의해 형성되며, 선천 면역의 주요한 역할을 담당하고 있다.

28

과목	성인간호학	난이도	●○○	정답	③

항원 주사 시 아나필락틱 쇼크에 대비하여 응급처치를 준비해야 한다. 항원용 용액은 냉장고에 세워서 보관해야 하며 주사 후 20분간 환자를 관찰하며 부작용이 발생할 경우 곧바로 응급처치를 해야 한다. 소량에서 최대 농도로 증량하며 환자가 치료계획을 지키지 않았을 경우 재계획을 세워야 한다.

29

과목	성인간호학	난이도	●○○	정답	③

안압 상승을 예방하기 위해 측위 시 수술 받은 쪽으로 눕지 않도록 하며, 기침·재채기·구토를 주의하고, 변 완화제를 투여하여 힘주기를 금지하고 무거운 물건 들기, 고개 숙이기 등을 금지한다.

30

과목	성인간호학	난이도	●●○	정답	⑤

⑤ 심장의 전기생리학적 특성으로는 흥분성, 자동성, 수축성, 불응성, 전도성이 있다. 전도성은 심장의 심근섬유는 세포막을 따라 전기자극을 전달한다.

① 흥분성 : 자극으로 심근세포를 탈분극시키는 능력이다.

② 자동성 : 외부의 신경호르몬 조절 없이 자발적으로 자극을 생성한다.

③ 수축성 : 심근은 좁고 긴 세포, 섬유조직으로 심장을 수축시킨다.

④ 불응성 : 심장은 먼저 도착한 자극에 탈분극되는 동안은 다른 자극에 반응하지 않는다.

31

| 과목 | 성인간호학 | 난이도 | ●○○ | 정답 | ⑤ |

흉막염은 늑막에 염증이 생겨 통증을 수반한다. 흡기, 기침 시 가슴과 옆구리 통증이 악화되며 호흡량이 감소하게 된다. 몸 안의 염증으로 오한을 동반한 고열이 발생한다.

32

| 과목 | 성인간호학 | 난이도 | ●○○ | 정답 | ① |

㉠ 류마티스 관절염 : 만성적, 전신적 자가면역질환으로 젊은 여성들에게 호발한다. 증상은 대칭적이며 아침에 1시간 이상의 강직 증상을 나타내는 것이 특징이다. 류마티스 관절염을 위한 약물요법으로 염증 제거를 위해 스테로이드 제를 사용할 수 있다.

㉡ 골관절염 : 만성적, 비염증성 질환으로 보통 노인들에게 호발한다. 증상은 비대칭적으로 관절부위의 국소적 통증 이 나타나며 휴식하면 완화되는 양상이다. 조조강직은 보통 15분 내로 호전된다. 치료로는 보통 관절 성형술을 시행한다.

33

| 과목 | 성인간호학 | 난이도 | ●○○ | 정답 | ⑤ |

항고혈압제를 투여하면서 혈압을 모니터링해야 한다.

34

| 과목 | 성인간호학 | 난이도 | ●○○ | 정답 | ③ |

③ 모르핀은 결장 경련의 원인이 되기 때문에 통증관리는 Meperidine을 우선 선택한다.

①② 경증 게실염에는 고섬유식이와 배변완화제 투여로 변비를 예방하여 치료한다.

④ 급성 게실염은 금식 또는 비위관을 사용하여 결장을 쉬게 하고, 통증과 염증, 체온이 감소할 때까지 수액과 항 생제를 투여한다.

⑤ 게실염 대상자에게서 출혈, 협착, 농양, 천공과 같은 합병증이 나타난다면 외과적 시술이 필요할 수 있다.

35

과목	성인간호학	난이도	●○○	정답	①

② Pylorus-preserving pancreaticoduodenetomy : 유문부보존 췌십이지장 절제술은 Whipple Operation과 달리 위를 보존하는 수술이다.

③ Total pancreatectomy : 췌장을 전부 제거하는 수술로 췌장액과 호르몬이 더 이상 생성되지 않기에 대체할 소화효소와 인슐린 투여가 필수이다.

④ Distal pancreatectomy : 암세포가 췌장의 몸통과 꼬리에 발생한 경우 해당 부분만 제거하는 원위부 췌장절제술이다. 비장도 같이 제거한다.

⑤ Hartman's operation : 대장암 관련 수술이다.

36

과목	성인간호학	난이도	●○○	정답	④

④ Ig E : 과민반응을 매개하며, 비만세포와 결합하여 매개물에 유리 촉진반응을 일으킨다.

① Ig G : 태반을 통해 전달되며 2차 면역 반응에서 가장 먼저 합성된다. 혈장, 간질액에 존재하며 항원은 옵소닌 작용을 한다.

② Ig A : 장액점액성 분비물과 순환 혈액에 존재한다. 신체 분비물에 존재하며 점막 표면에 미생물의 침입을 막는다.

③ Ig M : 1차 면역 반응에서 가장 먼저 나타난다. 보체를 활성화 시킨다. 혈장에 존재하며 항체에 강한 응집반응을 나타낸다.

⑤ Ig D : 림프구를 분화하며, 아직 기능이 다 알려지지 않았다.

37

과목	성인간호학	난이도	●○○	정답	①

② 패혈성 쇼크 : 혈관 내 미생물 침입으로 미생물이 생성한 다량의 독소가 혈관 내로 들어가 전신성 염증반응 유발하는 쇼크이다.

③ 면역복합체성 과민반응 : 항원 - 항체 복합체가 과도하게 형성되어 기관에 축적되면서 발병한다.

④ 지연성 과민반응 : 세포의 면역반응으로 인해 일어나는 과민성 반응으로 접촉성 피부염, 장기이식 거부반응이다.

⑤ 심인성 쇼크 : 심수축력 장애로 심박출량이 감소하는 쇼크로 정상적인 대사요구가 일어나지 못할 때 발생한다.

✎ PLUS TIP 아나필락틱 쇼크

㉠ 정의 : 과민성이 있는 사람이 알레르기원에 노출되었을 때 전신 혈관 내에서 항원 - 항체반응이다.

㉡ 증상 : 혈압 저하, 심근 수축력 감소, 기관지 심한 부종 및 폐쇄 등이 있다.

38	과목	성인간호학	난이도	●○○	정답	②

아나필락시스는 제1과민반응 중 치명적인 상태로 기관지 협착, 심박출량 감소, 혈관확장이 일으킨다. 혈관확장은 모세혈관 투과성을 증가시켜 저혈압, 빠르고 약하며 불규칙한 맥박이 나타난다. 혈관 내 용액이 감소한 쇼크 상태에서는 생리식염수나 혈장증량제를 정맥으로 투여하고 혈압 상승제를 투여한다.

39	과목	성인간호학	난이도	●●○	정답	①

대상포진은 말초감각 신경로를 따라 발생한다.

40	과목	성인간호학	난이도	●○○	정답	①

① 임종 시 말초조직의 관류가 비효과적이게 되어 순환변화로 인해 빈맥, 청색증 등이 발생한다.
② 폐부전 또는 대사변화로 인해 보상기전으로 가스교환 장애, 비효과적 호흡양상이 나타난다.
③④ 관류가 감소함에 따라 소변량 감소, 저혈압이 나타날 수 있다.
⑤ 근육조절 결핍으로 인한 요실금이 발생할 수 있다.

02 NCS 직업기초능력평가

1	2	3	4	5	6	7	8	9	10
①	⑤	③	②	②	①	③	④	④	①
11	12	13	14	15					
③	④	⑤	⑤	②					

1

과목	의사소통능력	난이도	●○○	정답	①

제시된 글은 당뇨병 정의를 비롯하여 만성 합병증으로 진행되지 않도록 위험인자 조절을 위한 식사요법, 운동요법, 약물요법 가운데 당뇨병 교육 프로그램의 일환인 식사요법을 수행한 환자들의 긍정적인 효과에 대해 설명하고 있다.

2

과목	의사소통능력	난이도	●●○	정답	⑤

글의 전반부에서는 비은행 금융회사의 득세에도 불구하고 여전히 은행이 가진 유동성 공급의 중요성을 언급한다. 또한 글로벌 금융위기를 겪으며 제기된 비대칭정보 문제를 언급하며, 금융시스템 안정을 위해서 필요한 은행의 건전성을 간접적으로 강조하고 있다. 후반부에서는 수익성이 함께 뒷받침되지 않을 경우의 부작용을 직접적으로 언급하며, 은행의 수익성은 한 나라의 경제 전반을 뒤흔들 수 있는 중요한 과제임을 강조한다. 따라서 후반부가 시작되는 첫 문장은 건전성과 아울러 수익성도 중요하다는 화제를 제시하는 ⑤가 가장 적절하며 자칫 수익성만 강조하게 되면 국가 경제 전반에 영향을 줄 수 있는 불건전한 은행의 문제점이 드러날 수 있으므로 '적정 수준'이라는 문구를 포함시켜야 한다.

3

과목	의사소통능력	난이도	●○○	정답	③

③ 제1조에 을(乙)은 갑(甲)에게 계약금 → 중도금 → 잔금 순으로 지불하도록 규정되어 있다.

① 제1조에 중도금은 지불일이 정해져 있으나, 제5조에 '중도금이 없을 때'가 있을 수 있음이 명시되어 있다.

② 제4조에 명시되어 있다.

④ 제5조의 규정으로, 을(乙)이 갑(甲)에게 중도금을 지불하기 전까지 을(乙), 갑(甲) 중 어느 일방이 본 계약을 해제할 수 있다. 단, 중도금 약정이 없는 경우에는 잔금을 지불하기 전까지 계약을 해제할 수 있다.

⑤ 제9조에 명시되어 있다.

| 4 | 과목 | 의사소통능력 | 난이도 | ●●○ | 정답 | ② |

⊙의 앞부분에는 생성형 AI 서비스가 활발하게 쓰이며 이용자가 점점 증가해, 일상의 다양한 분야에서 사용된다는 내용이고 뒷부분에는 국내 생성형 AI 시장이 매년 성장하고 있으며 글로벌 기업들도 생성형 AI 서비스를 내놓고 있다는 내용이 나온다. 따라서 ⊙에는 '물품 따위가 일상적으로 쓰이게 됨'의 의미인 '상용화'가 적절하다.

| 5 | 과목 | 의사소통능력 | 난이도 | ●○○ | 정답 | ② |

조언하기는 지나치게 상대방의 문제를 본인이 해결해 주고자 하는 것이다. 제시문에서 A 씨는 친구가 자신과 서로 공감하면서 맞장구를 쳐주기 바란 의도였지만 친구는 조언하기를 사용한 것이다. A 씨는 무시당한 느낌이 들고 이런 식으로 대화가 계속되면 결국 친구에게 마음의 문을 닫아버리게 될 것이다.

| 6 | 과목 | 문제해결능력 | 난이도 | ●○○ | 정답 | ① |

명제를 종합해보면, '진우, 병서, 은영, 유정, 준수' 순으로 먼저 등교했다.

| 7 | 과목 | 문제해결능력 | 난이도 | ●●○ | 정답 | ③ |

먼저, 제시된 조건을 정리하면 다음과 같다.

a. 모두 일렬로 주차되어 있으며 지정주차다.

c. 7년차, 5년차, 3년차, 2년차, 1년차로 연차가 높을수록 지정번호는 낮다.

1	2	3	4	5
7년차	5년차	3년차	2년차	1년차

b. 차량의 색은 빨간색, 주황색, 노란색, 초록색, 파란색이다.

d. 지정번호가 가장 낮은 자리에 주차한 차량의 색은 주황색이다.

e. 노란색 차량과 빨간색 차량의 사이에는 초록색 차량이 주차되어 있다.

h. 2년차 차량 색상은 빨간색이다.

1	2	3	4	5
7년차	5년차	3년차	2년차	1년차
주황색	노란색	초록색	빨간색	

f. 乙의 차량 색상은 초록색이다.

g. 1이 아닌 맨 뒷자리에 주차한 사람은 丙이다.

i. 戊의 차량은 甲의 옆자리에 주차되어 있다.

1	2	3	4	5
7년차	5년차	3년차	2년차	1년차
주황색	노란색	초록색	빨간색	
甲 or 戊	甲 or 戊	乙		丙

戊의 차량과 甲의 차량이 옆자리여야 하므로 7년차와 5년차이다. 이를 조합하여 다시 표로 정리하면 다음과 같다.

1	2	3	4	5
7년차	5년차	3년차	2년차	1년차
주황색	노란색	초록색	빨간색	파란색
甲 or 戊	甲 or 戊	乙	丁	丙

③ 2년차 차량의 색은 빨간색이다. (O)

① 甲은 7년차 또는 5년차이므로 항상 참은 아니다.

② 戊의 차량은 주황색 차량 또는 노란색 차량이므로 항상 참은 아니다.

④ 乙은 3년차로, 乙보다 연차가 높은 사람은 7년차, 5년차 두 명이다.

⑤ 丙의 주차장 번호는 5이고 정의 주차장 번호는 4이므로 뺀 값은 1이다.

8

과목	문제해결능력		난이도	●●○	정답	④

평가 항목	가중치	면접자별 접수				
		A	B	C	D	E
소통 · 공감	30%	12	24	21	27	24
헌신 · 열정	20%	12	14	12	14	16
창의 · 혁신	20%	18	10	14	16	14
윤리 · 책임	30%	24	27	27	30	27
총점		66	75	74	87	81
결과		탈락	탈락	탈락	1순위	2순위

따라서 D가 최종적으로 채용된다.

9

과목	문제해결능력	난이도	●○○	정답	④

제시된 조건을 통해 외판원들의 판매실적을 유추하면 A > B, D > C이다. 또한 F > E > A, E > B > D임을 알 수 있다. 결과적으로 F > E > A > B > D > C가 된다.

① 외판원 C의 실적이 제일 나쁘다.

② B의 실적보다 안 좋은 외판원은 D, C 2명이다.

③ 두 번째로 실적이 좋은 외판원은 E이다.

⑤ A는 C의 실적보다 앞서 있다.

10

과목	문제해결능력	난이도	●○○	정답	①

어떤 명제가 참이면 명제의 대우도 참이다. 즉, p→q의 대우명제는 ~q→~p이다. 따라서 "다이어트에 성공한 사람은 운동을 꾸준히 했다."라는 명제의 대우는 "운동을 꾸준히 하지 않으면 다이어트에 성공할 수 없다."가 된다.

11

과목	정보능력	난이도	●●○	정답	③

고급 언어로 프로그래밍하는 과정은 '원시 프로그램 → 번역(Compile) → 목적프로그램 → 링킹(Linking) → 로드 모듈 → 로딩(Loading) → 프로그램 실행'이다.

12

과목	정보능력	난이도	●○○	정답	④

파일(File)은 서로 연관된 레코드들의 집합으로 프로그램 구성의 기본 단위이다.

✎ PLUS TIP 필드(Field)

항목(Item)이라고도 하며, 하나의 수치 또는 일련의 문자열로 구성되는 자료처리의 최소단위이다.

13	과목	정보능력	난이도	●○○	정답	⑤

기억 용량 단위의 크기는 'KB → MB → GB → TB → PB → EB' 순이다.

14	과목	정보능력	난이도	●●○	정답	⑤

LARGE 함수는 데이터 집합에서 k번째로 큰 값을 반환한다. 즉 LARGE(배열, 순위)로 [B2:B11] 범위에서 2번째로 큰 값을 구하면 2,506,970이 된다.

15	과목	정보능력	난이도	●○○	정답	②

KQID → USB

KQ → 대구

202403 → 2024년 3월

4526 → 4526번째이므로, 2024년 3월에 대구에서 4526번째로 만들어진 USB의 코드이다.

<table>
<tr><td colspan="11">01   간호실무 전공시험   Page.34</td></tr>
</table>

1	2	3	4	5	6	7	8	9	10
⑤	③	③	③	②	⑤	②	③	④	③
11	12	13	14	15	16	17	18	19	20
②	②	④	④	③	⑤	④	①	①	②
21	22	23	24	25	26	27	28	29	30
③	①	⑤	③	③	⑤	③	③	④	①
31	32	33	34	35	36	37	38	39	40
①	⑤	⑤	①	①	④	④	⑤	①	④

1

과목	기본간호학	난이도	●○○	정답	⑤

염산제제는 치아의 에나멜 층을 손상시키고 구강 점막을 자극하기 때문에 희석하여 투석한다.

2

과목	기본간호학	난이도	●○○	정답	③

③ 등척성 운동 : 근육의 길이는 단축되지 않으면서 근육의 긴장은 증가하는 운동이다. 환자의 근육 강도와 정맥의 귀환을 유지하기 위해 실시한다.

① 등속성 운동 : 저항에 대항하여 근육이 수축과 긴장을 하는 저항운동이다.

② 등장성 운동 : 근육의 길이가 감소 또는 증가하는 근육 활동이 있는 운동이다.

④ 수동 운동 : 운동 제공자가 관절 가동범위 운동을 실시한다. 관절 운동의 유연성을 유지되나 근육 수축이나 근육 강도는 유지되지 않는다.

⑤ 능동 운동 : 대상자 스스로 근육의 강도를 유지하는 운동이다.

3

과목	기본간호학	난이도	●●○	정답	③

① 편평음 – 대퇴부   ② 둔탁음 – 간   ④ 과공명음 – 기흉   ⑤ 고창음 – 공기가 가득 찬 위

				회독 오답수		
			1회독	2회독	3회독	
			개	개	개	

4

과목	기본간호학	난이도	●●○	정답	③

② 하이드로콜로이드 : 흡수성 폐쇄드레싱으로 삼출물이 젤 형태로 변화하면서 조직을 재생시킨다. 2 ~ 4단계 욕창에 사용한다.

① 거즈드레싱 : 배액이 적고 감염으로 괴사된 상처에 주로 사용한다.

④ 하이드로겔 드레싱 : 상처에 수분 제공과 사강을 채워주며, 욕창, 티눈, 수술 상처 등에 사용한다.

⑤ 폴리우레탄폼 드레싱 : 상처 표면에 수분 제공하며, 삼출물이 되는 상처나 욕창, 티눈 등에 사용한다.

5

과목	기본간호학	난이도	●○○	정답	②

①③④⑤ 혈압이 실제보다 낮게 측정되는 경우에 해당된다.

✎ PLUS TIP 혈압 측정

㉠ 혈압이 높게 측정되는 경우 : 커프가 너무 좁거나 느슨할 때, 밸브를 너무 천천히 풀 때, 활동 직후, 수은 기둥이 눈높이보다 높을 때, 팔 위치가 심장보다 아래에 있을 때

㉡ 혈압이 낮게 측정되는 경우 : 너무 넓은 커프를 사용했을 때, 팔을 심장보다 높게 했을 때, 수은 기둥이 눈높이보다 낮을 때, 밸브를 너무 빨리 풀 때, 충분한 공기를 주입하지 않았을 때

6

과목	기본간호학	난이도	●○○	정답	⑤

① 복압성 요실금 : 요도괄약근의 허약으로 복압 상승 시 발생하는 실금이다.

② 긴박성 요실금 : 운동 신경장애로 갑작스러운 강한 요의와 불수의적 방광수축으로 발생하는 실금이다.

③ 기능성 요실금 : 인지장애, 활동장애, 환경장애 등으로 예측할 수 없는 실금이 발생한다.

④ 반사성 요실금 : 척추에서 신경전달이 차단되어 소변이 차면 반사적으로 방광이 수축되어 소변을 배출하는데, 대상자는 인지하지 못한다.

7	과목	정신간호학	난이도	●●○	정답	②

정신건강간호의 개념적 모형 중 Caplan의 사회적 모형에 대한 설명이다. 사회적 모형에서 치료자는 전문가, 비전문가 모두 될 수 있고 사회 자원, 체계를 이용하여 문제를 해결하고 위기를 중재한다. 환자는 치료자에게 문제를 표현하고 치료자와 함께 사회자원을 이용하여 문제를 해결한다. 사회적 모형은 지역사회 정신건강운동의 기반이 되었으며 국가와 사회의 노력을 강조한다.

8	과목	정신간호학	난이도	●●○	정답	③

③ NREM 4단계에서 몽유병, 야뇨증이 발현한다.

① 깨기 어려운 수면 단계는 NREM 4단계로 가장 깊은 수면을 하는 단계이다.

② REM단계에서는 생리 현상이 증가하여 혈압, 맥박, 호흡이 증가한다.

④ 가벼운 수면 상태로 전체 수면의 50%를 차지한다.

⑤ REM단계에서 뇌파활동이 활발하며 80%는 꿈을 꾼다.

9	과목	정신간호학	난이도	●○○	정답	④

④ 전치 : 감정이 왜곡되어 원래 대상으로부터 분리, 덜 위협적인 다른 대상으로 향하는 것이다.

① 부정 : 현실의 고통, 불안으로부터 탈출하기위해 무의식적으로 부정하는 것이다.

② 취소 : 과거의 행동으로 되돌아가 고치거나 보상하는 것이다. 불편했던 경험을 무의식적으로 없던 일로 취급한다.

③ 전환 : 심리적 갈등이 수의근계, 감각기관 증상으로 표출되는 것이다.

⑤ 반동형성 : 받아들일 수 없는 감정, 행동이 반대의 감정 혹은 태도로 표현하는 것이다. 과보상이라고도 한다.

10	과목	정신간호학	난이도	●○○	정답	③

③ 대상자에 대한 비지시적, 수용적 태도로 감정을 표현할 수 있도록 격려하고 현실감각 능력을 사정하여 현실감을 제공한다. 피해망상을 대상자는 폭력적이고 공격적인 행동할 수 있으므로 대상자와 타인을 보호해야 한다.

① 망상의 정당성에 대해 직접적인 도전을 하지 않고, 상황에 대한 다른 해석을 고려해 보도록 요청한다.

② 논리적으로 설득하거나 비평하지 않는다.

④ 망상 자체 내용보다는 망상의 의미, 대상자의 감정에 초점을 두어 질문한다.

⑤ 신체적 접촉은 자기중심적 사고로 오해가 생길 수 있으므로 유의해야 한다.

| 11 | 과목 | 정신간호학 | 난이도 | ●●○ | 정답 | ② |

① 적극적 경청 : 대상자를 이해하려고 할 때 사용하면 치료적 관계의 기본적인 기법이다.

③ 명료화 : 대상자의 말을 이해하지 못하거나 설명을 필요로 할 때 사용한다.

④ 재진술 : 대상자의 주요 내용을 반복하여 말하면서 이해하고 있음을 전달하는 것이다.

⑤ 정보 제공 : 적절한 결정을 돕기 위해 필요한 지식과 정보를 제공하는 것이다.

| 12 | 과목 | 정신간호학 | 난이도 | ●○○ | 정답 | ② |

① 긴장성 혼미 : 깨어있으면서 꼼짝하지 않고 모든 자극에 반응을 안 보이는 증상을 말한다.

③ 기행증 : 정상적인 행동같이 보이지만 그 양상이 이상하거나 내용이 없는 것을 말한다.

④ 자동증 : 간단한 명령에 로봇처럼 그대로 따라 하는 것을 말한다.

⑤ 거부증 : 이유 없이 간단한 요구도 거절하는 것을 말한다.

| 13 | 과목 | 성인간호학 | 난이도 | ●○○ | 정답 | ④ |

쿠싱증후군은 당류 코르티코이드를 과잉 분비하는 부신의 과잉 활동 때문에 발생한다. 인슐린의 저항으로 고혈당이 발생하고, 염분 및 수분의 정체로 부종과 고혈압을 야기한다. 체중이 증가하며 사지는 날씬한 체간부 비만을 초래하고, 만월형 얼굴, 다모증과 여드름, 머리카락이 가늘어진다. 단백질의 소모로 골다공증, 병리적 골절이 발생할 수 있다.

| 14 | 과목 | 성인간호학 | 난이도 | ●●○ | 정답 | ④ |

④ CK-MB는 심근 효소로 심근 세포에만 존재하여 심근의 손상을 평가하는 데 사용된다.

① 트로포닌 T : 심근, 골격근에 존재한다.

② LDH : 5종류 동종효소 중 LDH1이 심근 특이성이 가장 높으며 심근손상 시 혈청으로 방출된다.

③ 미오글로빈 : 횡문근섬유에서 확인되며 심근조직 손상 시 가장 먼저 증가한다.

⑤ AST : 심근 손상 후 상승한다.

15	과목	성인간호학	난이도	●○○	정답	③

급성 골수성 백혈병(AML)에 대한 설명이다. 급성 골수성 백혈병은 성인에게 가장 흔한 백혈병으로, 미성숙 과립구가 비정상적으로 증식하여 골수에 축적되고 조혈과정을 방해한다.

16	과목	성인간호학	난이도	●●○	정답	⑤

뇌막염(수막염)으로 예상되는 질병이다. 광선 공포가 있을 수 있으므로 방 안을 어둡고 조용히 유지하며 주위 자극을 감소시킨다.

✎ PLUS TIP 뇌막염(수막염) 3대 징후

㉠ Kemig 징후(양성) : 환자의 대퇴를 복부쪽으로 하고, 무릎은 대퇴와 90°로 신전시켰을 때 대퇴후면의 통증과 무릎의 저항과 통증을 느낀다.

㉡ Brudzinski 징후(양성) : 목을 굽혔을 때 목의 통증과 하지에 굴곡이 생긴다.

㉢ 경부 강직(Neck Rigidity) : 목을 굽혔을 때 목이 뻣뻣해지고 통증이 동반한다.

17	과목	성인간호학	난이도	●○○	정답	④

④ D형 간염 : B형 간염과 중복으로 감염되며 4 ~ 6개월의 잠복기를 거치며 만성화이다.

① A형 간염 : IgM 항체가 발견될 경우 급성 간염으로 간주한다. 2 ~ 6주의 잠복기를 거치며 비만성화이다.

② B형 간염 : HBs Ag가 양성은 현재 감염되어 있는 상태를 뜻하며, HBs Ab가 양성인 경우 예전 감염 또는 백신 접종을 뜻한다. HBe Ag는 감염력이 강한 상태를 의미하고 6개월 이상 지속 시 만성으로 판단한다. HBe Ab는 회복기에서 주로 나타난다. HBe Ab는 감염 이후 회복 유무와 관계없이 나타나며 감염된 병력이 있는 모든 사람에게 계속 나타난다.

③ C형 간염 : 급성기에 조기 발견되지 않으면 만성으로 진행되어 간경화 말기에 이르기도 한다. 잠행적이고 진행이 느리다.

⑤ E형 간염 : 2 ~ 9주의 잠복기를 거치며 비만성화이다.

18	과목	성인간호학	난이도	●○○	정답	①

유방절제술을 한 경우 액와 림프절과 림프관의 제거로 림프부종이 발생할 수 있다. 수술 부위의 정맥과 림프액의 정체를 예방하기 위해 수술한 쪽의 팔을 베개로 받쳐 팔꿈치를 어깨보다 높게 올려준다.

19	과목	성인간호학	난이도	●○○	정답	①

임신으로 인한 에스트로겐 과다 또는 호르몬 치료로 인한 호르몬 불균형, 경구용 피임약이 콜레스테롤 수치 상승과 담낭의 수축작용을 감소시켜 담석증이 발생할 수 있어 여성에게 발생 가능성이 높다.

20	과목	성인간호학	난이도	●○○	정답	②

② 제7뇌신경 안면신경의 마비를 벨 마비(Bell's palsy)라고 하며 염증에 의해 안면신경이 손상되어 발생한다. 귀 뒤쪽 통증, 마비 된 쪽의 눈이 잘 안 감김, 웃을 때 마비 된 쪽의 입이 반대쪽으로 돌아감, 이마에 주름을 지을 수 없음 등의 증상이 나타난다. 대개 수개월 내 자연적으로 호전되지만 후유증이 남을 수 있다.

① 제3뇌신경 : 동안신경으로 안구의 측면운동, 동공수축, 안검거상의 기능을 한다.

③ 제9뇌신경 : 설인신경으로 혀 후방감각, 미각, 인두운동과 감각, 연하운동의 기능을 한다.

④ 제10뇌신경 : 미주신경으로 혀 후방, 인두, 후두의 감각과 운동, 심장, 위, 간 등의 자율신경으로써의 기능을 한다.

⑤ 제12뇌신경 : 설하신경으로 혀 운동과 음성조음의 기능을 한다.

21	과목	성인간호학	난이도	●○○	정답	③

결핵은 1차 감염부위에서 건락화 현상으로 치즈 같은 형태가 발견된다. 이러한 물질은 기관지를 통해 기침으로 배출된다. 후에 결핵 감염 부위는 석회화되며 치유되는데 이러한 반흔은 X선 상에서 발견된다. 결핵은 섬유화와 석회화를 통해 치료과정을 거치게 된다.

22	과목	성인간호학	난이도	●○○	정답	①

신기능 저하로 칼륨과 인의 배출능력이 저하되어 고칼륨혈증, 고인산혈증이 유발되기 때문에 저칼륨식이, 저인산식이가 필요하다. 고인산혈증이 지속될 경우 암포젤과 같은 인결합제를 식사 중간이나 이후에 섭취하기도 한다. 또한, 건체중 유지를 위한 체내 수분조절을 위해 저나트륨식이를 제공한다.

| 23 | 과목 | 성인간호학 | 난이도 | ●○○ | 정답 | ⑤ |

⑤ 파킨슨 병은 도파민 분비 감소로 스스로 통제하기 어려운 행동양상이 나타난다. 진전, 질질 끄는 걸음, 소서증 등이 나타나며 수면 시에는 증상이 완화된다.

① 알츠하이머는 만성진행성질환으로 최근 기억부터 소실된다. 치매의 60%를 차지한다.

② 다발성경화증은 신경자극 전도 이상으로 발생하는 중추신경계 질환으로 소뇌 침범된 증상인 보행실조증, 진전 등 증상이 나타난다.

③ 헌팅턴 무도병은 아세틸콜린과 같은 신경전달물질이 불균형한 상태로 도파민 농도는 상대적으로 상승된 양상을 보인다. 춤을 추는 것처럼 불수의적 근수축(무도병), 구음장애, 변실금 등의 증상이 나타나며 억제대 사용 시 불수의적인 움직임을 악화시킬 수 있어 사용하지 않는다.

④ 중증 치매는 치매 환자는 저녁에 증상이 악화되는 일몰증후군이 발생하기도 하여 해가 지면 더욱 주의 깊게 환자를 관찰해야 한다.

| 24 | 과목 | 성인간호학 | 난이도 | ●○○ | 정답 | ③ |

① 홍역 : 공기전파

② 풍진 : 직 · 간접 접촉, 비말전파

④ 백일해 : 직 · 간접 접촉

⑤ 소아마비 : 매개전파

| 25 | 과목 | 성인간호학 | 난이도 | ●○○ | 정답 | ③ |

① 망막박리 : 일차적 눈 상태와 전신질환이 망막에 영향을 주어 시력을 방해하는 질환이다.

② 포도막염 : 눈에서 포도막에 해당하는 홍채, 섬모체, 맥락막의 염증이 나타나는 질환이다.

④ 녹내장 : 안압의 증가로 인해 시신경위축 및 시력손실 등이 발생하는 질환이다.

⑤ 황반변성 : 주로 65세 이상에서 황반과 주위 조직에 위축성 변성이 나타나면서 중심시력이 상실되는 질환이다.

26

| 과목 | 성인간호학 | 난이도 | ●○○ | 정답 | ⑤ |

⑤ 손목에 근접한 요골에서 골절이 일어나는 것은 Colles 골절이다.

① Pott 골절 : 안쪽 복사뼈 골절과 함께 세모인대 파열을 동반하는 발목 관절 위쪽 5 ~ 8cm 높이에서 일어나는 골절이다.

② Clavicle 골절 : 쇄골 골절로, 골절 부위에 덩어리가 있는 것처럼 보이고 어깨 앞부분의 피부 아래가 뾰족하게 튀어나온다.

③ Orbital 골절 : 안와 골절로, 보통 교통사고나 둔기 외상 등의 심한 외상에 의해 발생한다.

④ Sacral 골절 : 요추골과 미추골 사이에 있는 천추골 골절로, 보통 엉덩방아를 찧으면서 발생한다.

27

| 과목 | 성인간호학 | 난이도 | ●○○ | 정답 | ③ |

시상봉합은 두정골과 두정골 사이의 봉합을 말한다. 두정골과 전두골 사이의 봉합은 관상봉합, 두정골과 후두골 사이의 봉합은 인자봉합이다.

28

| 과목 | 성인간호학 | 난이도 | ●○○ | 정답 | ③ |

매운 음식 및 후추, 산이 많은 음식은 상복부 장애를 유발하므로 금지한다.

29

| 과목 | 성인간호학 | 난이도 | ●○○ | 정답 | ④ |

화학요법은 질환이 여러 장기로 퍼져 있거나, 아직 발견되지 않았지만, 전이의 위험이 높거나, 수술로 종양 제거가 어렵고, 방사선에 저항이 있으면 시행한다. 수술 후 재발의 정도는 예측할 수 없다.

30

| 과목 | 성인간호학 | 난이도 | ●○○ | 정답 | ① |

② 치매는 완치가 아닌 완화가 목적이다.

③ 자극이 적은 환경에서 서두르지 않고 온화한 의사소통을 해야 한다.

④ 억제대로 인해 환자가 심한 손상을 입을 수 있다.

⑤ 환자가 그림자에 놀라지 않도록 적당한 조명을 사용한다.

| 31 | 과목 | 성인간호학 | 난이도 | ●●○ | 정답 | ① |

② 긴장성발작(강직성발작) : 갑작스럽게 근육의 긴장도와 근육수축이 증가하는 것이다.

③ 긴장성 – 간대성발작(대발작) : 전체 발작의 10%를 차지하며 긴장성발작만 일으키는 경우도 있고 간대성발작만 일으키는 경우도 있다.

④ 근간대성발작 : 갑자기 빠르고 순간적인 근육구축이 전신 또는 사지 및 몸통의 일부에 연달아 반복적으로 일어나는 발작을 말한다.

⑤ 결신발작(소발작) : 수초에서 수분간 의식만 살짝 잃는 것으로 자세히 보지 않으면 옆에서도 모르고 지나가는 경우가 많다.

| 32 | 과목 | 성인간호학 | 난이도 | ●●○ | 정답 | ⑤ |

⑤ 제5뇌신경(삼차신경)을 침범하는 삼차신경통의 증상이다.

①②③④ 진행정도에 따라 상행성, 운동성, 하행성으로 분류할 수 있는데, 상행성이 가장 흔한 형태로 허약과 감각이상이 하지부터 시작된다. 하행성은 점차 하지로 진행되는데 얕은 호흡, 호흡곤란 등을 호소한다. 운동성은 감각문제가 없는 것을 제외하면 상행성과 동일한 증상이 나타난다.

| 33 | 과목 | 성인간호학 | 난이도 | ●○○ | 정답 | ⑤ |

① 의자에 앉을 때는 너무 낮은 의자와 비스듬히 앉는 자세는 피하고 허리를 펴고 꼿꼿이 앉는다.

② 단단하지만 딱딱하지 않은 매트리스를 사용한다.

③ 장시간 서 있을 경우 한쪽 무릎은 굽혀 발판위에 올리고 양다리에 체중을 교대로 이동시킨다.

④ 물건을 들 때에는 물건 가까이에 서서 허리를 곧게 펴고 무릎을 굽힌 상태로 대퇴근육을 이용하여 들어올린다. 물건을 들 때 몸을 비틀지 않는다.

| 34 | 과목 | 성인간호학 | 난이도 | ●○○ | 정답 | ① |

② 알도스테론 : 수분과 전해질의 균형유지를 하고 혈청 내 나트륨 증가, 칼륨을 배설한다.

③ 칼시토닌 : 부갑상샘호르몬과 길항작용을 한다.

④ 항이뇨호르몬(ADH, vasopressin) : 신장집합관의 수분 재흡수 증가를 통해 삼투를 조절한다.

⑤ 부신피질자극호르몬(ACTH) : ACTH가 증가하면 쿠싱증후군이 발생하고, 감소하면 에디슨병이 발생한다.

| 35 | 과목 | 성인간호학 | 난이도 | ●○○ | 정답 | ① |

② Hyperventilation(과다호흡) : 운동, 불안, 대사성 산증이 원인이며, 호흡의 깊이와 빈도가 증가 되며 규칙적이다.

③ Kussmaul's(쿠스마울 호흡) : 당뇨성 혼수, 당뇨성 산증이 원인이며, 깊고 빠르거나 혹은 느린 속도가 특징이다.

④ Tachypnea(빈호흡) : 열, 저산소증, 폐 기능 장애 등이 원인이며, 분당 20회 이상의 빠르고 얕은 호흡이 특징이다.

⑤ Biot's breathing(비오호흡) : 호흡 실조성이라고도 하며, 호흡 억제 또는 연수 부위가 손상 되어 발생한다. 짧은 비정상적 호흡 후 무호흡이 교대로 나타나며 예측 불가능하다.

| 36 | 과목 | 성인간호학 | 난이도 | ●●○ | 정답 | ④ |

④ 수혈 시 알레르기 반응이 일어나면 두드러기나 천식 증상이 나타나는데, 이때 증상이 가벼운 경우라면 잠시 수혈을 중단하고 항히스타민제를 투여한다. 증상이 심할 경우 수혈을 즉시 중단하고 에피네프린을 투여한다.

①② ABO, Rh 부적합으로 발생하는 용혈성 수혈 부작용에 대한 간호중재이다. 증상으로는 저혈압, 빈맥, 발열 등이 있다.

③ 부적절 채혈 혹은 혈액보관을 했을 시 발생하는 세균오염 부작용에 대한 간호중재이다. 증상으로는 쇼크나 발열과 함께 오한을 동반한다.

⑤ HLA와 혈소판 항원에 대한 환자의 항체가 공혈자의 백혈구과 혈소판에 작용하여 발생하는 발열성 비용혈성 수혈 부작용에 대한 간호중재이다. 증상으로는 발열과 함께 오한을 동반한다.

| 37 | 과목 | 성인간호학 | 난이도 | ●○○ | 정답 | ④ |

④ 방광용적이 감소하여 빈뇨가 발생한다.

① 단맛, 짠맛 감지 기능이 떨어진다.

② 근육에 지방이 축적되어 흡수율이 감소한다.

③ 노화와 함께 질벽이 얇아지고 탄력성을 상실한다.

⑤ 피지선과 한선의 활동 저하로 피부가 건조해지고 자극에 민감해진다.

| 38 | 과목 | 성인간호학 | 난이도 | ●○○ | 정답 | ⑤ |

단백질 섭취 시 하부 식도 괄약근의 긴장도는 증가한다. 하부 식도 괄약근은 미주신경에 의해 조절되며 뇌간 기능에 해당한다. 긴장도에 영향을 미치는 요인은 미주신경자극(증가), 가스트린 분비(증가), 세크레틴 분비(감소), 콜레시스토키닌 분비(감소), 제산제제(감소), 단백질(증가), 음주 · 흡연(감소), 카페인 · 초콜릿(감소)이다.

| 39 | 과목 | 성인간호학 | 난이도 | ●○○ | 정답 | ① |

심박출량(CO)은 1회 심박동량(SV) × 심박동수(HR)로, 1회 심박동량(SV)은 전부하, 후부하, 심근수축력의 영향을 받는다. 따라서 심박출량(CO)에는 전부하, 후부하, 심근수축력, 심박동수(HR)의 영향이 미친다.

| 40 | 과목 | 성인간호학 | 난이도 | ●○○ | 정답 | ④ |

④ 수술 후, 다음날 쉰 목소리는 며칠 내에 정상적으로 돌아오며 4일 이상 지속 되면 비정상적임을 의심해 봐야 한다.

① 혈압이 낮아지고 맥박이 빨라지는 것은 출혈 위험을 나타낸다.

②③ 수술 시 부갑상선이 손상되면 안면 근육경련(Chvostek's sign), 상완 압박 시 팔의 경련(Trousseau's sign) 등의 테타니 증상이 나타난다.

⑤ 갑상샘 절제술 후 특히 유의할 사항은 그 외에도 호흡곤란, 불규칙한 호흡, 천명음, 기관 폐색, 목 조이는 느낌, 연하곤란 등이 있다.

1.	2	3	4	5	6	7	8	9	10
③	③	④	③	④	①	②	④	②	⑤

11	12	13	14	15
③	③	④	①	①

1

과목	의사소통능력	난이도	●○○	정답	③

③ 불쾌한 골짜기 현상은 로봇의 외관 즉, 얼굴 형상에 의해 느끼는 것이므로 옷차림은 불쾌한 골짜기 현상에 영향을 미치지 않는다.

① 인간과 유사한 외관의 마네킹 로봇을 보고 불쾌함, 거부감, 섬뜩함 등을 느끼는 심리적 현상을 불쾌한 골짜기 현상이라고 한다.

② 지능형 로봇을 접했을 때 어느 정도 호감을 느끼는데, 이는 인간이 아닌 대상으로부터 인간과 유사한 점을 찾으려고 하기 때문이다.

④ 인간은 인간과 전혀 다른 모습을 한 산업용 로봇에게 호감도나 거부감 등을 느끼지 못한다.

⑤ 외관의 유사성이 어느 지점에 도달했을 때 호감도가 낭떠러지처럼 급격하게 떨어졌다가 인간과 구별하지 못할 정도로 닮았을 때 호감도는 다시 상승한다.

2

과목	의사소통능력	난이도	●○○	정답	③

앞의 내용과 뒤의 내용이 상반될 때 쓰는 접속 부사 '그러나'가 적절하다.

3

과목	의사소통능력	난이도	●○○	정답	④

친구들끼리 사적인 대화도 의사표현에 포함된다.

✎ PLUS TIP 의사표현의 종류

상황이나 사태와 관련하여 공식적으로 말하기, 의례적으로 말하기, 친교적으로 말하기로 구분할 수 있다. 구체적으로는 대화, 토론, 보고, 연설, 인터뷰, 낭독, 구연, 소개하기, 전화하기, 안내하기 등이 있다.

| | 4 | 과목 | 의사소통능력 | 난이도 | ●●○ | 정답 | ③ |

'상선약수'는 최상의 선은 물과 같다는 말이다. 필자는 물과 같이 '다투지 않는 경쟁'을 시장경제의 동력으로 보고 이를 '상선약수'에 비유하고 있다.

① 무위자연(無爲自然) : 인위적인 손길이 가해지지 않은 자연을 가리키며, 자연을 거스르지 않고 순응하는 태도를 의미하기도 한다.

② 산고수장(山高水長) : 산은 높이 솟고 강은 길게 흐른다는 뜻으로, 인자나 군자의 덕행이 높고 한없이 오래 전하여 내려오는 것을 의미한다.

④ 수어지교(水魚之交) : 노자의 사상이 아닌 단순 한자성어이며, 아주 친밀하여 떨어질 수 없는 사이를 비유적으로 이른다.

⑤ 형설지공(螢雪之功) : 반딧불이와 눈으로 이룬 공을 뜻하는 말로, 많은 고난과 역경 속에서도 부지런히 공부하여 성공함을 이르는 말이다.

| | 5 | 과목 | 의사소통능력 | 난이도 | ●○○ | 정답 | ④ |

체내 수분은 생태에 일어나는 생화학적 반응의 용매로서 작용할 뿐만 아니라 영양소의 운반·배출·분비, 삼투압 조절 및 체온 조절 등에 관여하고 혈량을 유지하는 데 필수적이며 체내 영양 공급 및 노폐물 배설에도 주요한 역할을 한다. 신체의 항상성 유지, 면역력 증진 등에도 도움이 된다.

| | 6 | 과목 | 문제해결능력 | 난이도 | ●○○ | 정답 | ① |

약속장소에 도착한 순서는 'E − D − A − B − C' 순이고, 제시된 사실에 따르면 C가 가장 늦게 도착하긴 했지만 약속시간에 늦었는지는 알 수 없다.

| | 7 | 과목 | 문제해결능력 | 난이도 | ●●○ | 정답 | ② |

丙은 25점 만점 중 20점이므로 한 개만 틀렸기 때문에 丙의 답안지를 기준으로 정답을 가려낼 수 있다.

• 1번 문항이 틀렸다고 가정할 때

구분	1번	2번	3번	4번	5번	총점(25점)
甲	O	X	X	X	O	10점
乙	X	O	X	O	O	15점
丙	X	X	O	O	O	20점
丁	X	X	O	O	O	25점

甲 = 10점, 乙 = 15점, 丙 = 20, 丁 = 25점이므로 조건이 성립될 수 없다.

• 2번 문항이 틀렸다고 가정할 때

구분	1번	2번	3번	4번	5번	총점(25점)
甲	O	X	X	X	O	10점
乙	X	O	X	O	O	15점
丙	O	O	O	O	O	20점
丁	X	X	O	O	O	15점

甲 = 10점, 乙 = 15점, 丙 = 20점, 丁 = 15점이므로 조건이 성립될 수 없다.

• 3번 문항이 틀렸다고 가정할 때

구분	1번	2번	3번	4번	5번	총점(25점)
甲	O	X	X	X	O	20점
乙	X	O	X	O	O	15점
丙	O	X	X	O	O	20점
丁	X	X	O	O	O	15점

甲 = 20점, 乙 = 15점, 丙 = 20점, 丁 = 15점이므로 조건이 성립될 수 없다.

• 4번 문항이 틀렸다고 가정할 때

구분	1번	2번	3번	4번	5번	총점(25점)
甲	O	X	X	X	O	20점
乙	X	O	X	O	O	5점
丙	O	X	O	X	O	20점
丁	X	X	O	O	O	15점

甲 = 20점, 乙 = 5점, 丙 = 20점, 丁 = 15점이므로 조건이 성립될 수 없다.

• 5번 문항이 틀렸다고 가정할 때

구분	1번	2번	3번	4번	5번	총점(25점)
甲	O	X	X	X	O	10점
乙	X	O	X	O	O	5점
丙	O	X	O	O	X	20점
丁	X	X	O	O	O	15점

甲 = 10점, 乙 = 5점, 丙 = 20점, 丁 = 15점이므로 조건이 성립된다.

∴ 乙의 총점은 5점이다.

과목	문제해결능력	난이도	●○○	정답	④

④ 을, 병, 정만 고려한 경우 배탈이 나지 않은 을과 정은 생선회를 먹지 않았으며, 배탈이 난 병은 생선회를 먹었다. 여기서 생선회가 배탈의 원인임을 짐작할 수 있다.

① 을과 정만 고려한 경우 배탈을 나지 않은 을은 냉면을 먹었다.

② 갑, 을, 정만 고려한 경우 갑은 배탈의 원인이 생수, 냉면, 생선회 중 하나임을 알려주는데 이는 유용한 정보가 될 수 없으며, 냉면은 배탈의 원인이 되지 않음을 알 수 있다.

③ 갑, 병, 정만 고려한 경우 배탈이 나지 않은 정은 생수를 먹었다.

⑤ 갑, 병만 고려한 경우 생수와 생선회 두 음식을 모두 먹었기 때문에 배탈의 원인을 확인하기 어렵다.

과목	문제해결능력	난이도	●○○	정답	②

㉠에서 A와 C는 취미가 운동이기 때문에 반드시 수출 업무를 좋아하는 B와 함께 TF팀이 구성되어야 함을 알 수 있다. 그러므로 ④는 정답에서 제외된다.

㉡에서 A, B, D는 짝수 연차이므로 홀수 인원으로 TF팀이 구성될 수 없다. 그러므로 ③은 정답에서 제외된다.

㉢에서 A, B는 남직원이므로 둘만으로 TF팀이 구성될 수 없다. 그러므로 ①은 정답에서 제외된다.

따라서 정답은 ②이다.

과목	문제해결능력	난이도	●○○	정답	⑤

조건 a, b, c에 따라 갑과 을은 TOEIC 시험을 준비하지 않으며 을은 HSK4를 준비하지 않으므로 을은 정보처리기사 자격증을 준비하고 있단 사실을 알 수 있다. 조건 d에 따라 병은 TOEIC 시험을 준비하고 있으며, 갑은 조건 b, c에 따라 HSK4를 준비하고 있단 사실을 알 수 있다.

과목	정보능력	난이도	●●○	정답	③

특정 데이터의 순위를 계산할 때 사용하는 함수는 RANK 함수다. 순위를 구하는 실적 표본과 전체 실적 표본 범위, 그리고 0 또는 1을 기입하는데 이때 0은 내림차순, 1은 오름차순을 나타낸다. 그러므로 올바른 수식은 = RANK(B2,$B$2:$B$10,0)이 된다.

12	과목	정보능력	난이도	●○○	정답	③

[계열 옵션] 탭에서 '계열 겹치기' 값을 입력하거나 막대 바를 이동시키면 된다.

13	과목	정보능력	난이도	●●○	정답	④

DCOUNT는 조건을 만족하는 개수를 구하는 함수로, [A1:D6]영역에서 '차종'이 '세단'이거나 '연식'이 2014보다 큰 레코드의 수는 4가 된다. 조건 영역은 [A8:B10]이 되며, 조건이 서로 다른 행에 입력되어 있으므로 OR 조건이 된다.

14	과목	정보능력	난이도	●○○	정답	①

② ipconfig : 사용자의 컴퓨터 IP 주소를 확인하는 명령이다.

③ nslookup : URL 주소로 IP 주소를 확인하거나 DNS 동작 여부를 확인하는 명령이다.

④ nbtstat : IP 주소가 중복되어 충돌하는 경우, 충돌 지점을 알아내는 명령이다.

⑤ net view : 특정 컴퓨터 시스템에 공유되어 있는 현황을 보여주는 명령이다.

15	과목	정보능력	난이도	●○○	정답	①

조건에 맞는 주문 금액의 평균값을 구하기 위해서는 =AVERAGEIF(조건 범위, 조건, 합을 구할 범위) 또는 =SUMIF(조건 범위, 조건, 합을 구할 범위)/COUNTIF(조건 범위, 조건)을 적용해야 한다. 따라서 도출되는 값은 40,300원이 된다. ⓒ은 #VALUE 값이 도출되며 ②는 중복값을 찾는 조건부 서식으로, 3이라는 값이 도출된다.

161	2	3	4	5	6	7	8	9	10
⑤	①	②	⑤	⑤	②	⑤	③	④	⑤
11	12	13	14	15	16	17	18	19	20
③	④	②	①	⑤	②	②	①	④	①
21	22	23	24	25	26	27	28	29	30
④	②	④	⑤	⑤	①	②	②	⑤	④
31	32	33	34	35	36	37	38	39	40
②	③	②	③	②	①	⑤	②	③	④

1

과목	기본간호학	난이도	●○○	정답	⑤

Morphine은 마약성 진통제로, 호흡수를 사정해야 한다.

2

과목	기본간호학	난이도	●○○	정답	①

욕창의 원인으로는 부동, 감각 저하, 마비, 실금 등으로 인한 압력 그리고 영양부족 및 습기 등이 있다.

3

과목	기본간호학	난이도	●●○	정답	②

② 제5뇌신경은 삼차신경으로 측두근, 저작근과 안면에 눈, 상악, 하악 등을 관여하는 기능을 한다.

① 제7뇌신경

③ 제8뇌신경

④ 제9 · 10뇌신경

⑤ 제12뇌신경

	회독 오답수		
	1회독	2회독	3회독
	개	개	개

4

과목	기본간호학	난이도	●○○	정답	⑤

부분의치는 수술 중 빠질 수가 있으므로 부분의치도 제거해야 한다.

5

과목	기본간호학	난이도	●○○	정답	⑤

⑤ 비말주의 : 5μm 초과의 병원균을 차단하는 방법으로 기침이나 재채기, 대화 등으로 전파되는 것을 방지한다.

① 역격리 : 민감한 환자를 외부 균으로부터 보호하는 것이다.

② 혈액격리 : 감염된 혈액과 체액의 직접 접촉으로 인한 병원균 전파를 방지한다.

③ 공기주의 : 5μm 이하의 병원균을 차단하는 방법으로 공기를 통해 먼 거리까지 전파되는 것을 방지한다.

④ 접촉주의 : 직접 또는 간접 접촉으로 인한 병원균 전파를 방지한다.

6

과목	기본간호학	난이도	●○○	정답	②

㉣ 부정 → ㉤ 분노 → ㉡ 협상 → ㉢ 우울 → ㉠ 수용

✎ PLUS TIP **죽음 수용의 5단계**

㉠ 부정 : 현실을 믿지 못하고 다른 병원을 찾아다닌다.

㉡ 분노 : 자신에게 일어난 일을 모든 대상에게 분노한다.

㉢ 협상 : 죽음을 미루고 타협을 하려고 한다.

㉣ 우울 : 죽음을 부정하지 않고 상실감과 우울감에 빠진다.

㉤ 수용 : 죽음을 수용하고 마지막을 준비한다.

7

과목	정신간호학	난이도	●●○	정답	⑤

㉠ 조현병 음성증상 : 정상인에게 있지만 환자에게는 부족하거나 없는 기능 및 증상으로 예후와 경과가 더 나쁘다. 실어증, 운동실조, 무쾌감증, 무의욕증, 집중결여, 감정의 둔마가 있다.

㉡ 조현병 양성증상 : 정상인에게 없거나 정상인보다 과도하게 나타나는 증상으로 지리멸렬, 비논리적 사고, 우회증, 환각, 망상, 와해된 언어와 행동, 이상행동, 정동 불일치가 있다.

| 8 | 과목 | 정신간호학 | 난이도 | ●○○ | 정답 | ③ |

알코올 금단증상인 섬망은 지속적으로 음주를 하던 사람이 음주를 갑자기 중단하거나 감량 후 급성으로 나타나는 증상으로 금주 48 ~ 72시간 후 가장 심각한 증상이 나타난다. 금단증상이 심할 경우에도 알코올을 제공해서는 안 된다.

| 9 | 과목 | 정신간호학 | 난이도 | ●○○ | 정답 | ④ |

④ 공황장애의 일반적인 증상으로는 이인증, 발한, 호흡곤란, 심계항진, 흉부통증, 현기증, 손발 저림 등이 있다.
①②③⑤ 불안장애의 일반적인 증상에 해당한다.

| 10 | 과목 | 정신간호학 | 난이도 | ●●○ | 정답 | ⑤ |

⑤ 치료적 인간관계의 단계 중 상호작용 전 단계에는 자신의 불안, 두려움의 근원, 선입견, 편견을 확인하고 극복하는 자기 탐색이 필요하다. 또한 이 단계에서는 대상자에 대한 자료 수집도 이뤄진다.
①②③ 오리엔테이션 단계에 대한 설명이다.
④ 활동단계에 대한 설명이다.

| 11 | 과목 | 정신간호학 | 난이도 | ●○○ | 정답 | ③ |

환자는 약물 투여를 거부하며 Acting Out(행동화)하고 있다. 이런 상황에서는 환자를 안정시키는 것이 최우선이다. 행동화의 원인이 투약에 대한 거부이므로, 투약을 잠시 중단하고 안정시킨 뒤 투약의 이유를 설명하는 것이 필요하다. 투약의 이유를 설명할 때에는 침착하고 부드러운 태도와 분명하고 일관적이며 직접적인 말을 사용해야한다.

| 12 | 과목 | 정신간호학 | 난이도 | ●●○ | 정답 | ④ |

일주기 리듬 수면-각성장애의 중재로 원하는 수면 시간에 도달할 때까지 취침시간을 지연시키도록 한다.

✎ PLUS TIP 수면위생

행동환경적 실천으로, 규칙적인 수면시간(규칙적인 기상시간, 불규칙한 낮잠 제한 등), 이상 수면 환경 조성(수면과 관계없는 자극을 침실에서 제거, 소음이 차단된 안락하고 따뜻한 환경 등), 수면 방해 요소 피하기(자극적인 음식, 지나친 물 섭취, 술, 담배, 지나친 각성음료 등), 건강한 생활방식(적당한 운동량 등) 등이 있다.

13

과목	성인간호학	난이도	●○○	정답	②

① 베타교감신경차단제 : 심근의 산소요구도를 감소시켜, 심박수를 저하시키고 혈압을 낮춰 협심증의 발작빈도를 감소시킨다.

③ 항혈전제 : 혈소판 응집을 억제하고 응고력을 감소시켜 급성심근경색의 진행을 예방한다.

④ 안지오텐신II 수용체 차단제 : 안지오텐신 수용체를 차단하여 알도스테론 분비를 억제하여 혈관이 수축되는 것을 예방한다.

⑤ 안지오텐신 전환 효소억제제 : 안지오텐신 I 이 안지오텐신 II 로 전환되는 것을 차단하여 혈관이 수축되는 것을 억제한다.

14

과목	성인간호학	난이도	●○○	정답	①

상부 위장관에 출혈이 있으면 신속하게 활력징후를 측정해야 한다. 이는 환자의 쇼크 상태를 알려주는 지표이기 때문이다. 혈압 저하 및 빠르고 약한 맥박, 차고 축축한 피부, 안절부절못함 등의 증상을 주의 깊게 관찰해야 한다.

15

과목	성인간호학	난이도	●○○	정답	⑤

당뇨병 케톤산증은 1형 당뇨병 환자에게 나타나는 가장 심각한 대사 장애이며, 인슐린 투여양이 너무 적을 때 발생한다. 고혈당 상태에서 인슐린이 부족하므로 에너지를 내기 위해 포도당 대신 지방과 단백질, 근육을 쓰게 되면서 분해과정을 통해 케톤체가 생성된다. 케톤산증 증상은 과일향기가 나는 호흡 또는 아세톤 냄새, 쿠스마울 호흡이 나타나고 과다한 케톤을 제거하기 위해 다량의 소변이 배출되면서 탈수, 갈증이 나타나며 전해질 불균형이 일어난다.

과목	성인간호학	난이도	●○○	정답	②

다혈구증은 적혈구 및 백혈구, 혈소판의 대량생산으로 전체 혈량이 정상보다 증가하는 질환으로 가장 많은 사망원인은 혈전증과 출혈성 합병증이다. 다혈구증의 완치를 위한 치료법은 현재 없지만 정맥절개술, 골수억제제 사용, 수액공급과 활동권장을 통해 증상을 완화시킬 수 있다.

17

과목	성인간호학	난이도	●●○	정답	②

② 실내 습도를 높여 소화를 돕는다. 또한, 금기가 아닌 경우에는 하루 물 8 ~ 10잔을 마시도록 돕는다.

①③ 기관지 분비물이 있는지 확인하고 체위배액과 흉부 물리치료를 통해 분비물 이동을 돕는다.

④ 횡격막 호흡과 입술 오므리기 호흡법을 권장하고 빠르고 얕은 호흡을 피하도록 교육한다. 입술 오므리기 호흡법은 호기를 길게 하여 세기관지 허탈을 방지한다. 중증 환자에게는 호흡 시 에너지 소모가 증가될 위험이 있는 횡격막 호흡은 자제한다.

⑤ 호흡근육 강도를 유지하기 위해 고단백의 음식을 섭취하도록 권장한다.

18

과목	성인간호학	난이도	●○○	정답	①

H2 수용체 차단제(H2 blocker)는 위산 분비를 억제하는 제제이다. HIV 치료제는 뉴클레오사이드 역전사효소 억제제(NRTIs), 비뉴클레오사이드 역전사효소 억제제(NNRTIs), 단백분해효소 억제제(PIs), 통합 효소 저해제(INSTIs), CCR5길항제, 막융합억제제 6가지로 분류된다.

19

과목	성인간호학	난이도	●○○	정답	④

④ 미주신경 자극 증가로 인해 유문부 전방세포가 자극되고 가스트린 방출로 인해 위산분비가 증가한다.

① H.pylori 균이 단백질을 분해하여 암모니아를 다량 발생시키고 이 과정에서 암모니아 독소와 요산분해효소의 분비, 뮤신방해효소를 분비하여 위에 다양한 질환을 발생시킨다.

② 정서적 스트레스는 미주신경에 시상의 자극으로 위액 분비, 혈액공급, 위 운동 증가를 유발한다.

③ 졸링거-일리슨 증후군은 췌장에서 발생하는 악성 종양으로 비정상적인 가스트린 분비가 특징이다.

⑤ NSAIDs(비스테로이드성 항염증제)의 사용으로 위산분비가 자극되고 국소 점막 손상과 점액 분비 억제를 유발한다.

| 과목 | 성인간호학 | 난이도 | ●●○ | 정답 | ① |

① 심낭압전 : 정맥혈이 심장으로 유입될 수 없을 정도의 많은 수분이 심장 내 축적되어 심실의 충만을 감소시키게 된다. 이로 인해 정맥압이 증가하고 심박출량과 동맥압은 하강하게 되며 맥압은 감소한다.

② 심낭염 : 급성 또는 만성으로 발병하며 심낭에 염증이 발생하면 섬유소, 내피세포 등을 포함한 삼출물이 생성되며 심낭을 둘러싸 늑막과 주변조직에 염증을 일으킨다. 심낭마찰음이 발생이 특징이다.

③ 심근염 : 심근에 발생한 염증성 심근병증이며 확장성 심근병증으로 인한 심부전, 심정지의 합병증이 유발될 수 있다. 주로 바이러스 감염으로 발생한다. 드물게 심낭마찰음이 발생하기도 한다.

④ 심내막염 : 심장 내막에 염증이 생기며 주로 판막에 발생하게 된다. 아급성세균성 심내막염, 급성세균성 심내막염이 있다.

⑤ 류마티스성 심질환 : 류마티스 열 합병증으로 인해 발생한다. 류마티스열은 전신적 염증성 질환으로 편도인두 부분의 A군 감마-용혈성 연쇄상구균 감염의 후속 반응으로 나타난다. 류마티스열의 주요 임상증상으로는 심염, 관절염, 무도병, 윤상홍반, 피하결절, 발열이 있다.

| 과목 | 성인간호학 | 난이도 | ●●○ | 정답 | ④ |

①④ 그림을 이용하거나 얼굴을 보면서 천천히 대화하는 것이 좋다.

②⑤ 노인과 의사소통을 할 때는 기억력 감소를 고려하여 간결하게 대화하는 것이 좋다.

③ 대화를 이해할 수 있도록 충분한 시간을 갖고 반복적으로 설명한다.

| 과목 | 성인간호학 | 난이도 | ●●○ | 정답 | ② |

알부민은 감소한다. 간부전의 간 기능 검사 시 AST, ALT 수치 증가, 알부민 감소, 콜레스테롤 수치 감소, 응고인자 감소, 혈중암모니아 증가, 간접 및 직접 빌리루빈 증가, 콜린에스테라아제 수치 감소가 나타난다.

| 과목 | 성인간호학 | 난이도 | ●●○ | 정답 | ④ |

④ 신선동결혈장 : 물과 단백질로 이루어져 있으며 단백질에는 글로불린, 항체, 응고인자가 포함된다. 해동 후 3시간 이내 주입되어야 하며 혈액응고인자 결핍환자, 비타민K 결핍증, 유전성응고 억제제 결핍증에 적응증을 두고 있다.

① 전혈 : 적혈구, 혈장, 혈장단백 성분으로 전혈을 수혈하는 경우는 드물다.

② 적혈구농축액 : 헤모글로빈 수치가 8g/Dl 이하이거나 수치에 상관없이 빈혈 증상이 발생하는 경우에 쓰인다.

③ 혈소판 농축액 : 점상출혈, 자반증, 정맥출혈, 비출혈 또는 혈소판감소증, 파종성 혈관내 응고에서 출혈이 발생한 경우에 쓰인다.

⑤ 동결침전제제 : 혈우병 A와 폰빌레브란트병 환자에 쓰인다.

24	과목	성인간호학	난이도	●○○	정답	⑤

누출물이 생기면 교체주기가 아니어도 장루 주머니를 교체한다. 장루 주머니가 반 정도 찼을 때 비울 수 있도록 한다. 사회생활 지속을 위해 가스를 유발하는 음식을 알려주어 가스배출을 최소화할 수 있도록 한다(땅콩, 양배추, 옥수수는 가스를 생성).

25	과목	성인간호학	난이도	●●○	정답	⑤

① 중증 복합면역결핍증 : T세포와 B세포의 분화과정에 장애가 발생하여 성수학 T, B 세포가 거의 존재하지 않는다.

② 위스코드 알드리치 증후군 : T세포와 B세포의 기능이 모두 저하되어 반성열성유전으로 남아에게 나타난다. 혈소판감소증으로 출혈과 아토피피부염이 동반된다.

③ 디조지 증후군 : B세포는 정상이지만 T세포의 기능이 저하된다.

④ 무감마글로불린혈증 : B세포의 기능이 저하되지만, T세포는 정상이다.

26	과목	성인간호학	난이도	●○○	정답	①

운동 실어증은 1차 언어중추가 있는 브로카 영역의 출혈이나 혈전 또는 종양으로 인해 파괴되었을 때 나타난다. 상대방의 이야기를 이해하고 대답할 단어도 알고, 이를 쓰거나 읽을 수도 있으나 발음을 할 수 없는 상태이다.

27	과목	성인간호학	난이도	●○○	정답	②

수술 시 가스나 오일을 사용했을 경우 한동안 엎드린 자세와 고개 숙인 자세를 취해 가스를 망막쪽으로 밀어낸다.

28	과목	성인간호학	난이도	●●○	정답	②

② 악성빈혈은 비타민 B12의 결핍으로 발생한다. 비타민 B12는 주로 동물성 제품에 함유되어 있기 때문에 채식 주의자에게 주로 발생한다.

① 철 결핍성 빈혈의 원인이다.

③ 용혈성 빈혈의 원인이다.

④ 재생불량성 빈혈의 원인이다.

⑤ 판코니 빈혈 환자에게서 볼 수 있는 증상이다.

29	과목	성인간호학	난이도	●○○	정답	⑤

고단백, 고비타민, 고탄수화물 식이를 권장하며 날음식이나 생야채, 생과일은 제한한다.

30	과목	성인간호학	난이도	●●○	정답	④

④ 두개내압이 상승한 환자, 유두 부종 환자, 뇌종양이 의심되는 환자는 뇌척수액의 갑작스러운 제거로 뇌구조가 대후두공으로 탈출되어 연수의 생명 중추에 압력이 가해질 수 있으므로 요추 천차를 시행하면 안 된다.

① 척수 신경이 $L_1 \sim L_2$까지 내려와 있으므로 $L_3 \sim L_4$ 또는 $L_4 \sim L_5$에 요추 천자를 시행해야 신경 손상을 줄일 수 있다.

② 정상적인 뇌척수압은 $60 \sim 180mmH2O(5 \sim 15mmHg)$이며 세균성 수막염, 대뇌출혈, 종양이 의심된다.

③ 정상적인 뇌척수액은 무색, 투명하며 혼탁 시 감염이 의심된다.

⑤ 요추 천자 후에는 척수성 두통을 감소시키기 위해 머리를 들지 않고 반듯한 자세로 누워 있어야 한다.

31	과목	성인간호학	난이도	●○○	정답	②

② 소흉근만 남겨 두고 유방, 액와림프절, 피부를 제거하는 것이다. 수술 후 팔에 부종이 발생하지 않고, 어깨 기능에 장애를 남기지 않는 장점이 있다.

① 단순유방절제술

③ 근치유방절제술

④ 사분위절제술

⑤ 종괴절제술

| 32 | 과목 | 성인간호학 | 난이도 | ●○○ | 정답 | ③ |

오랜 시간 부동자세나 좌식 생활 습관이 요로 결석의 위험 요인이 될 수 있다.

| 33 | 과목 | 성인간호학 | 난이도 | ●○○ | 정답 | ② |

갑자기 흉관이 빠진 경우 흉막강 내로 공기가 유입되지 않도록 삽입 부위를 소독된 바셀린 거즈로 덮고 의사에게 보고하는 것이 가장 먼저 시행되어야 하는 간호이다. 폐쇄 드레싱 시 긴장성 기흉이 발생할 수 있으므로 주의한다.

| 34 | 과목 | 성인간호학 | 난이도 | ●○○ | 정답 | ③ |

만성 기관지염과 폐기종의 공통점으로는 기좌호흡(앉으면 호흡곤란 완화), 노력성 호기량, 폐활량의 감소 등이 있다.

✎ PLUS TIP 더 알아보기

㉠ 만성 기관지염 : 검사 시 PaCO2 상승, PaO2 저하가 나타나며 호흡곤란은 없으나 청색증이 나타난다. 또한, 타진 시 공명음이 들리며 주로 아침에 가래가 섞인 기침을 하는 것이 특징이다.

㉡ 폐기종 : 호흡곤란을 동반한 저산소혈증이 나타나며, 타진 시 과공명음이 들린다. 기도를 침범하지 않기 때문에 기침과 객담이 적으며, 체중이 감소한다.

| 35 | 과목 | 성인간호학 | 난이도 | ●●○ | 정답 | ② |

외전 상태를 유지하기 위해 다리 사이에 베개를 두어야 한다.

| 36 | 과목 | 성인간호학 | 난이도 | ●○○ | 정답 | ① |

비타민C와 함께 투여하는 것이 철분의 흡수에 효과적이다. 철 결핍성 빈혈은 철분의 흡수 장애 또는 과다 손실과 관련이 있다. 식이섭취로 신체에 공급되는 평균 철분 양은 하루에 12 ~ 15mg 정도이며, 그중 5 ~ 10%만 흡수된다. 철분제 투여 후 5 ~ 10일 후에 망상적혈구가 증가하며 혈색소가 증가하는데, 혈색소 수치가 증가된 후에도 고갈된 저장철을 보충하기 위해서는 3 ~ 6개월 동안 철분제 투여를 지속해야 한다.

37	과목	성인간호학	난이도	●○○	정답	⑤

혈액 투석은 치료 시간이 3 ~ 5시간 정도 걸리며 노폐물 제거에 효과적이다. 전문적인 직원과 장비가 필요하며 투석과 투석 사이에 기간이 길고 그 사이에 몸 속 노폐물이 축적될 수 있어 식이제한이 필요하다. 전신적인 헤파린 요법이 적용되므로 출혈 위험을 조심해야 한다. 반면, 복막투석은 환자가 손쉽게 조작할 수 있고 혈액 투석에 비해 식이 제한이 적다.

38	과목	성인간호학	난이도	●○○	정답	②

② Heparin : 출혈 가능성이 없는 색전성, 혈전성 뇌졸중에 사용하는 약물이다.

① Tissue Plasminogen Activator : 혈전용해 치료법으로 증상 발현 후 3 ~ 4시간 이내 투여하고 개시가 빠를수록 예후가 좋다.

③ Aspirin : 아스피린은 항혈소판 제재로 저용량의 아스피린은 2차 뇌졸중 위험도를 감소시킨다.

④ Phenobarbital : 항경련제로 발작이 나타났을 때 사용한다.

⑤ Statin : 환원효소억제제로 관상동맥질환이나 뇌졸중을 완화시키는 데에 도움을 준다.

39	과목	성인간호학	난이도	●●○	정답	③

① 자신의 마비된 쪽을 인지하지 못하여 씻거나 옷을 입을 때 환측만 씻거나 입는 경우가 있기 때문에 양측 모두 씻도록 하고 옷을 입을 때는 장애가 있는 쪽부터 옷을 입혀준다.

② 감각기능이 저하되기 때문에 시각이 완전한 쪽에서 접근하고 대상자에게 필요한 물건은 대상자의 시야 안에 둔다. 대상자의 건강한 쪽이 방문 쪽을 향하도록 눕힌다.

③ 단계별로 한 번에 한 가지만 지시하고 또박또박 명료하게 천천히 말을 한다. 대상자가 이해하고 반응하는데 시간이 걸리기 때문에 충분한 시간을 제공하고 반복해서 알려준다.

④ 브로카 영역의 손상이 있는 경우 말은 이해하지만 표현할 수 없기 때문에 그림판이나 카드를 제공한다.

⑤ 뇌졸중으로 다리가 이완되고 팔은 경직되기 때문에 이완된 발의 족하수를 예방하기 위해 발목이 높은 욕창 예방 신발을 신겨준다. 또한 자주 수동관절운동을 시행하고 점차 능동관절운동을 수행할 수 있도록 돕는다.

40	과목	성인간호학	난이도	●○○	정답	④

① 티넬 징후

② 팔렌씨 징후

③ 브루진스키 징후

⑤ 트렌델렌버그 징후

1	2	3	4	5	6	7	8	9	10
④	③	③	②	②	④	①	①	③	③

11	12	13	14	15
②	④	③	③	④

1

과목	의사소통능력	난이도	●○○	정답	④

④ [표 1]을 통해 2030년에는 우리나라 치매노인의 비율이 전체 노인의 10.5%를 차지할 것으로 예상한다는 것을 알 수 있다.

① 첫 번째 문단을 통해 우리나라에서는 보건복지부가 치매 관리의 중요성을 알리고 공감을 형성하기 위해 2008년부터 치매 인식개선과 극복 프로그램 캠페인을 열고 있다는 사실을 알 수 있다.

② 세 번째 문단을 통해 2016년에는 OECD가 발표한 10대 치매 관리 핵심 정책 목표를 기준으로 제3차 치매관리종합계획을 발표했다는 사실을 알 수 있다.

③ 세 번째 문단을 통해 2021년에 발표한 제4차 치매관리 종합계획(201 ~ 2025)은 전문화된 치매관리와 돌봄을 위해 초고령사회에 대응한 다양한 제도 개선을 구축했다는 것을 알 수 있다.

⑤ [표 1]을 통해 지속적인 증가를 예측하고 있는 것을 확인할 수 있다.

2

과목	의사소통능력	난이도	●●○	정답	③

다음 글은 노지 스마트 농업에 대한 글이다. ©은 작물에 비료를 사용하는 이유를 말하고 있으므로 노지 스마트 농업과 직접적인 관련이 없는 부분이다. ⊙은 노지 스마트 농업에 대해 서술하기 전 배경지식 서술에 해당한다. ⓒ은 노지 스마트 농업의 4단계 중 관찰단계에 대한 설명이다. ⓔ은 현재 국내 노지 스마트 농업 시범사업에 대한 내용이며 ⓜ은 국내 미래 노지 스마트 농업의 긍정적인 전망을 제시하고 있다.

3

과목	의사소통능력	난이도	●○○	정답	③

③ 서류전형과 최종합격자 발표는 합격자에게만 개별 유선통보가 되는 것이므로 연락이 없을 경우 합격하지 못한 것으로 판단할 수 있다. 일반적으로 채용 공고문에서는 합격자 발표 방법으로 개별 통보 또는 홈페이지에서 확인 등을 제시하고 있으므로 반드시 이를 숙지할 필요가 있다.

① 접수 가능 시간과 근로자 근무시간대는 동일하게 09:00~18:00이다.

② 접수방법은 이메일이라고 언급하고 있으며, 자격증은 해당자만 제출하면 된다.

④ 근무지는 ○○공사 경기지역본부이므로 공식 근무지 위치는 경기지역본부 소재지인 경기도 성남시 분당구가 된다.

| 4 | 과목 | 의사소통능력 | 난이도 | ●●○ | 정답 | ② |

ⓒ 부분 이전 문장에는 첫인상의 효과가 나오고 있고 ⓒ 부분 이후 문장에는 유명 기업의 사례를 들며 첫인상의 영향을 설명하고 있다. 그러므로 ⓒ 부분에는 유명 기업 사례가 나오게 된 배경을 설명하는 것이 적절하다.

| 5 | 과목 | 의사소통능력 | 난이도 | ●○○ | 정답 | ② |

합리적 의사결정의 조건으로 회의에서 논의된 내용이 투명하게 공개되어야 한다는 조건을 명시하고 있으나, ㉠과 ㉢에서는 비공개주의를 원칙으로 하고 있기 때문에 조건에 위배된다.

| 6 | 과목 | 문제해결능력 | 난이도 | ●○○ | 정답 | ④ |

지원자들의 종합 평점은 다음과 같다.

지원자	전문성	업무 경력	현지 적응력	외국어능력	활동계획서	종합 평점
유**	20점	20점	15점	7점	27점	89점
한**	16점	16점	15점	15점	28점	90점
장**	20점	18점	8점	15점	25점	86점
서**	14점	18점	20점	3점	26점	81점
박**	16점	14점	15점	18점	26점	89점
계**	18점	18점	15점	18점	27점	96점

| 과목 | 문제해결능력 | 난이도 | ●●○ | 정답 | ① |

승차 정원이 2명인 E를 제외한 나머지 차량의 차량별 실구매 비용을 계산하면 다음과 같다.

(단위 : 만 원)

차량	차량 가격	충전기 구매 및 설치비용	정부 지원금 (완속 충전기 지원금 제외)	실구매 비용
A	5,000	2,000	2,000	5,000 + 2,000 − 2,000 = 5,000
B	6,000	0(정부 지원금)	1,000	6,000 + 0 − 1,000 = 5,000
C	8,000	0(정부 지원금)	3,000	8,000 + 0 − 3,000 = 5,000
D	8,000	0(정부 지원금)	2,000	8,000 + 0 − 2,000 = 6,000

이 중 실구매 비용이 동일한 A, B, C에 대하여 '점수 계산 방식'에 따라 차량별 점수를 구하면 A는 승차 정원에서 2점의 가점을, B는 최고속도에서 4점의 감점과 승차 정원에서 4점의 가점을 받게 되고 C는 감점 및 가점이 없다. 따라서 甲이 선정하게 될 차량은 점수가 가장 높은 A가 된다.

| 과목 | 문제해결능력 | 난이도 | ●○○ | 정답 | ① |

세 사람은 모두 각기 다른 동에 사무실이 있으며, 어제 갔던 식당도 서로 겹치지 않는다.
• 세 번째 조건 후단에서 갑동이와 을순이는 어제 11동 식당에 가지 않았다고 하였으므로, 어제 11동 식당에 간 것은 병호이다. 따라서 병호는 12동에 근무하며 11동 식당에 갔었다.
• 네 번째 조건에 따라 을순이는 11동에 근무하므로, 남은 갑동이는 10동에 근무한다.
• 두 번째 조건 전단에 따라 을순이가 10동 식당에, 갑동이가 12동 식당을 간 것이 된다.
따라서 을순이는 11동에 사무실이 있으며, 어제 갔던 식당은 10동에 위치해 있다.

| 과목 | 문제해결능력 | 난이도 | ●○○ | 정답 | ③ |

조건에 따르면 A는 초록색과 흰색 옷만 입을 수 있으며 C는 초록색, 검은색, 흰색 옷만 입을 수 있다. D는 검정색, 흰색 옷만 입을 수 있다.

경우	A	B	C	D
㉠	흰색	노란색	초록색	검정색
㉡	초록색	노란색	흰색	검정색
㉢	초록색	노란색	검정색	흰색

10

과목	문제해결능력	난이도	●○○	정답	③

우선 A와 B를 다른 팀에 배치하고 C, D, E, F를 두 명씩 각 팀에 배치하되 C, E, F는 한 팀이 될 수 없고 C와 E 또는 E와 F가 한 팀이 되어야 하므로 (A,C,E/B,D,F), (B,C,E/A,D,F), (A,E,F/B,C,D), (B,E,F/A,C,D)의 네 가지 경우로 나눌 수 있다.

11

과목	정보능력	난이도	●○○	정답	②

스프레드시트는 계산프로그램으로 워드프로세서 기능 이외에도 수치나 공식을 입력하여 그 값을 계산하고 계산 결과를 표나 차트로 나타낼 수 있는 프로그램으로 Excel이 대표적이다.

12

과목	정보능력	난이도	●○○	정답	④

오름차순은 낮은 단계에서 높은 단계로 올라가는 순서로 데이터를 정렬하는 것으로, 과거에서 현재, A, B, C 또는 가, 나, 다 순으로 정렬한다. 그러므로 C열을 기준으로 오름차순 정렬했을 때 다음과 같다.

	A	B	C	D	E	F
1						
2		no.	성명	입사 연도	부서	연봉
3		5	강미나	2023	인사팀	32,000,000
4		14	강희진	2020	인사팀	33,000,000
5		1	김성찬	2022	인사팀	36,000,000
6		8	김정균	2014	재무심사팀	44,000,000
7		12	김지현	2011	인사팀	48,000,000
8		7	박미진	2018	재무심사팀	37,000,000
9		10	오현영	2021	총무팀	34,000,000
10		6	유석훈	2022	홍보팀	31,000,000
11		4	윤정훈	2023	재무심사팀	33,000,000
12		2	이아영	2019	총무팀	38,000,000
13		13	이정률	2011	홍보팀	44,000,000
14		9	정하랑	2021	홍보팀	33,000,000
15		3	정희연	2013	총무팀	44,000,000
16		11	주진영	2014	인사팀	44,000,000
17						

13	과목	정보능력	난이도	●○○	정답	③

새로운 정책에 대하여 시민의 의견을 알아보고자 하는 것은 정책 시행 전 관련된 정보를 수집하는 단계로, 설문조사의 결과에 따라 다른 정보의 분석 내용과 함께 원하는 결론을 얻을 수 있다.

14	과목	정보능력	난이도	●●○	정답	③

조건을 찾을 범위에서 조건을 만족하는 셀의 개수를 구하는 함수는 COUNTIF 함수다. 이때, 우대 자격증을 제출한 지원자에게는 1점씩 부여한다고 하였으므로, 올바른 수식은 =COUNTIF(C2:G2,"O")*1이 된다.

15	과목	정보능력	난이도	●○○	정답	④

대학은 Academy의 약어를 활용한 'ac.kr'을 도메인으로 사용한다. 주어진 도메인 외에도 다음과 같은 것들을 참고할 수 있다.

ⓐ co.kr – 기업/상업기관(Commercial)

ⓑ ne.kr – 네트워크(Network)

ⓒ or.kr – 비영리기관(Organization)

ⓓ go.kr – 정부기관(Government)

ⓔ hs.kr – 고등학교(High school)

ⓕ ms.kr – 중학교(Middle school)

ⓖ es.kr – 초등학교(Elementary school)

국립중앙의료원

실력평가 모의고사

성	명

수 험 번 호

⓪	⓪	⓪	⓪	⓪	⓪	⓪	⓪
①	①	①	①	①	①	①	①
②	②	②	②	②	②	②	②
③	③	③	③	③	③	③	③
④	④	④	④	④	④	④	④
⑤	⑤	⑤	⑤	⑤	⑤	⑤	⑤
⑥	⑥	⑥	⑥	⑥	⑥	⑥	⑥
⑦	⑦	⑦	⑦	⑦	⑦	⑦	⑦
⑧	⑧	⑧	⑧	⑧	⑧	⑧	⑧
⑨	⑨	⑨	⑨	⑨	⑨	⑨	⑨

간호실무 전공시험

번호	①	②	③	④	⑤	번호	①	②	③	④	⑤
1	①	②	③	④	⑤	21	①	②	③	④	⑤
2	①	②	③	④	⑤	22	①	②	③	④	⑤
3	①	②	③	④	⑤	23	①	②	③	④	⑤
4	①	②	③	④	⑤	24	①	②	③	④	⑤
5	①	②	③	④	⑤	25	①	②	③	④	⑤
6	①	②	③	④	⑤	26	①	②	③	④	⑤
7	①	②	③	④	⑤	27	①	②	③	④	⑤
8	①	②	③	④	⑤	28	①	②	③	④	⑤
9	①	②	③	④	⑤	29	①	②	③	④	⑤
10	①	②	③	④	⑤	30	①	②	③	④	⑤
11	①	②	③	④	⑤	31	①	②	③	④	⑤
12	①	②	③	④	⑤	32	①	②	③	④	⑤
13	①	②	③	④	⑤	33	①	②	③	④	⑤
14	①	②	③	④	⑤	34	①	②	③	④	⑤
15	①	②	③	④	⑤	35	①	②	③	④	⑤
16	①	②	③	④	⑤	36	①	②	③	④	⑤
17	①	②	③	④	⑤	37	①	②	③	④	⑤
18	①	②	③	④	⑤	38	①	②	③	④	⑤
19	①	②	③	④	⑤	39	①	②	③	④	⑤
20	①	②	③	④	⑤	40	①	②	③	④	⑤

NCS 직업기초능력평가

번호	①	②	③	④	⑤
1	①	②	③	④	⑤
2	①	②	③	④	⑤
3	①	②	③	④	⑤
4	①	②	③	④	⑤
5	①	②	③	④	⑤
6	①	②	③	④	⑤
7	①	②	③	④	⑤
8	①	②	③	④	⑤
9	①	②	③	④	⑤
10	①	②	③	④	⑤
11	①	②	③	④	⑤
12	①	②	③	④	⑤
13	①	②	③	④	⑤
14	①	②	③	④	⑤
15	①	②	③	④	⑤

국립중앙의료원

실력평가 모의고사

성 명

NCS 직업기초능력평가

번호	①	②	③	④	⑤
1	①	②	③	④	⑤
2	①	②	③	④	⑤
3	①	②	③	④	⑤
4	①	②	③	④	⑤
5	①	②	③	④	⑤
6	①	②	③	④	⑤
7	①	②	③	④	⑤
8	①	②	③	④	⑤
9	①	②	③	④	⑤
10	①	②	③	④	⑤
11	①	②	③	④	⑤
12	①	②	③	④	⑤
13	①	②	③	④	⑤
14	①	②	③	④	⑤
15	①	②	③	④	⑤

간호실무 전공시험

번호	①	②	③	④	⑤
1	①	②	③	④	⑤
2	①	②	③	④	⑤
3	①	②	③	④	⑤
4	①	②	③	④	⑤
5	①	②	③	④	⑤
6	①	②	③	④	⑤
7	①	②	③	④	⑤
8	①	②	③	④	⑤
9	①	②	③	④	⑤
10	①	②	③	④	⑤
11	①	②	③	④	⑤
12	①	②	③	④	⑤
13	①	②	③	④	⑤
14	①	②	③	④	⑤
15	①	②	③	④	⑤
16	①	②	③	④	⑤
17	①	②	③	④	⑤
18	①	②	③	④	⑤
19	①	②	③	④	⑤
20	①	②	③	④	⑤
21	①	②	③	④	⑤
22	①	②	③	④	⑤
23	①	②	③	④	⑤
24	①	②	③	④	⑤
25	①	②	③	④	⑤
26	①	②	③	④	⑤
27	①	②	③	④	⑤
28	①	②	③	④	⑤
29	①	②	③	④	⑤
30	①	②	③	④	⑤
31	①	②	③	④	⑤
32	①	②	③	④	⑤
33	①	②	③	④	⑤
34	①	②	③	④	⑤
35	①	②	③	④	⑤
36	①	②	③	④	⑤
37	①	②	③	④	⑤
38	①	②	③	④	⑤
39	①	②	③	④	⑤
40	①	②	③	④	⑤

수 험 번 호

⓪	⓪	⓪	⓪	⓪	⓪	⓪	⓪
①	①	①	①	①	①	①	①
②	②	②	②	②	②	②	②
③	③	③	③	③	③	③	③
④	④	④	④	④	④	④	④
⑤	⑤	⑤	⑤	⑤	⑤	⑤	⑤
⑥	⑥	⑥	⑥	⑥	⑥	⑥	⑥
⑦	⑦	⑦	⑦	⑦	⑦	⑦	⑦
⑧	⑧	⑧	⑧	⑧	⑧	⑧	⑧
⑨	⑨	⑨	⑨	⑨	⑨	⑨	⑨

국립중앙의료원

실력평가 모의고사

성 명

수 험 번 호

수험번호								
⓪	⓪	⓪	⓪	⓪	⓪	⓪	⓪	⓪
①	①	①	①	①	①	①	①	①
②	②	②	②	②	②	②	②	②
③	③	③	③	③	③	③	③	③
④	④	④	④	④	④	④	④	④
⑤	⑤	⑤	⑤	⑤	⑤	⑤	⑤	⑤
⑥	⑥	⑥	⑥	⑥	⑥	⑥	⑥	⑥
⑦	⑦	⑦	⑦	⑦	⑦	⑦	⑦	⑦
⑧	⑧	⑧	⑧	⑧	⑧	⑧	⑧	⑧
⑨	⑨	⑨	⑨	⑨	⑨	⑨	⑨	⑨

간호실무 전공시험

번호	①	②	③	④	⑤	번호	①	②	③	④	⑤
1	①	②	③	④	⑤	21	①	②	③	④	⑤
2	①	②	③	④	⑤	22	①	②	③	④	⑤
3	①	②	③	④	⑤	23	①	②	③	④	⑤
4	①	②	③	④	⑤	24	①	②	③	④	⑤
5	①	②	③	④	⑤	25	①	②	③	④	⑤
6	①	②	③	④	⑤	26	①	②	③	④	⑤
7	①	②	③	④	⑤	27	①	②	③	④	⑤
8	①	②	③	④	⑤	28	①	②	③	④	⑤
9	①	②	③	④	⑤	29	①	②	③	④	⑤
10	①	②	③	④	⑤	30	①	②	③	④	⑤
11	①	②	③	④	⑤	31	①	②	③	④	⑤
12	①	②	③	④	⑤	32	①	②	③	④	⑤
13	①	②	③	④	⑤	33	①	②	③	④	⑤
14	①	②	③	④	⑤	34	①	②	③	④	⑤
15	①	②	③	④	⑤	35	①	②	③	④	⑤
16	①	②	③	④	⑤	36	①	②	③	④	⑤
17	①	②	③	④	⑤	37	①	②	③	④	⑤
18	①	②	③	④	⑤	38	①	②	③	④	⑤
19	①	②	③	④	⑤	39	①	②	③	④	⑤
20	①	②	③	④	⑤	40	①	②	③	④	⑤

NCS 직업기초능력평가

번호	①	②	③	④	⑤
1	①	②	③	④	⑤
2	①	②	③	④	⑤
3	①	②	③	④	⑤
4	①	②	③	④	⑤
5	①	②	③	④	⑤
6	①	②	③	④	⑤
7	①	②	③	④	⑤
8	①	②	③	④	⑤
9	①	②	③	④	⑤
10	①	②	③	④	⑤
11	①	②	③	④	⑤
12	①	②	③	④	⑤
13	①	②	③	④	⑤
14	①	②	③	④	⑤
15	①	②	③	④	⑤

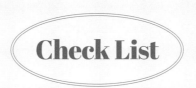

Check List

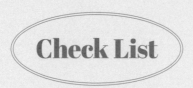

Check List

- [ ]
- [ ]
- [ ]
- [ ]
- [ ]
- [ ]
- [ ]
- [ ]
- [ ]
- [ ]
- [ ]
- [ ]
- [ ]
- [ ]
- [ ]
- [ ]
- [ ]
- [ ]